ESSAI

SUR LA

FORCE VITALE MÉDICATRICE,

SON MODE D'ACTION ET SES LOIS

DANS LA SOLUTION SPONTANÉE DES MALADIES,

PAR

E. FARRAT,

DOCTEUR EN MÉDECINE, MÉDECIN DU BUREAU DE BIENFAISANCE DE
MONTPELLIER, MEMBRE TITULAIRE DE LA SOCIÉTÉ DE MÉDECINE-
PRATIQUE ET DE CELLE DE MÉDECINE ET DE CHIRURGIE PRATIQUES
DE LA MÊME VILLE.

Νόσων φύσις ἰητήρ.
HIPP.

« La Doctrine de la NATURE MÉDICATRICE est aussi
solidement établie par les faits, aussi simple dans ses
applications, aussi féconde dans ses résultats, qu'aucun
axiome de l'Empirisme. Elle crée, à proprement parler,
une médecine entière, et c'est celle des hommes qui ont
le plus illustré notre art. »
   F. BÉRARD, Doct. méd. de Montpellier, p. 450.)

MONTPELLIER,

SAVY ET SEVALLE, LIBRAIRES.

1853

ESSAI

SUR LA

FORCE VITALE MÉDICATRICE,

SON MODE D'ACTION ET SES LOIS

DANS LA SOLUTION SPONTANÉE DES MALADIES,

PAR

E. FARRAT,

DOCTEUR EN MÉDECINE, MÉDECIN DU BUREAU DE BIENFAISANCE DE MONTPELLIER, MEMBRE TITULAIRE DE LA SOCIÉTÉ DE MÉDECINE-PRATIQUE ET DE CELLE DE MÉDECINE ET DE CHIRURGIE PRATIQUES DE LA MÊME VILLE.

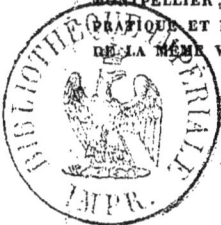

Νόσων φύσις ἰητήρ.
HIPP.

« La Doctrine de la NATURE MÉDICATRICE est aussi
solidement établie par les faits, aussi simple dans ses
applications, aussi féconde dans ses résultats, qu'aucun
axiome de l'Empirisme. Elle crée, à proprement parler,
une médecine entière, et c'est celle des hommes qui ont
le plus illustré notre art. »
(F. BÉRARD, *Doct. méd. de Montpellier*, p. 450.)

MONTPELLIER

J. MARTEL AÎNÉ, IMPRIMEUR DE LA FACULTÉ DE MÉDECINE,
rue Canabasserie 10, près la Préfecture

1853

A MONSIEUR

LORDAT,

Professeur de physiologie à la Faculté de Médecine de Montpellier,

Officier de la Légion d'Honneur, &c. &c.

Vous m'avez toujours accordé votre bienveillance ; veuillez accepter ce témoignage d'affection et de gratitude.

E. FARRAT.

INTRODUCTION.

Il existe dans la Science Médicale, ainsi
que dans quelques autres branches de nos
connaissances, certains faits dont l'évidence
incontestable , admise comme une vérité
traditionnelle , a détourné les esprits de
l'histoire de leurs rapports , de la recherche
de leur origine , et de la discussion des
principales lois qui les régissent : la Force
Médicatrice se range dans cette catégorie.

Base solide sur laquelle s'appuie tout l'édifice thérapeutique, le dogme de la Force Médicatrice a été reconnu de toute antiquité par ceux-là mêmes qui semblaient le plus ignorer la Médecine, ou qui, en haine du Médecin, ont fait une si large part à la Nature dans la guérison des maladies.

En faire l'histoire complète, serait remonter péniblement dans la nuit des temps, ou parler de tous les systèmes qui se sont disputé et ont conquis tour-à-tour le sceptre médical. Nous n'avons ni l'ambition ni les forces nécessaires à cette œuvre difficile et peut-être inutile, maintenant que de vastes et profondes Intelligences ont éclairé, à la lumière de leur savante critique, ces dédales de la science.

Cependant il ne sera pas sans intérêt de montrer les rapports de quelques-uns de ces systèmes, aux principales époques de la Médecine, avec le dogme de la Force Médicatrice, et les idées que leurs auteurs s'en étaient formées.

Dans ce but, nous avons consacré une partie de ce Travail à l'exposition rapide de l'histoire de notre sujet. Nous l'envisagerons ensuite dans ses relations avec les maladies chirurgicales, avant de le considérer dans la Médecine proprement dite, où nous le manifesterons dans les maladies aiguës surtout, soit *réactives* ou *affectives*, aussi bien que dans quelques maladies chroniques. Enfin, nous terminerons en tâchant de formuler quelques lois de la Force Vitale Médicatrice, et de signaler les cas dans lesquels l'art doit intervenir, et ceux où il ne saurait, sans danger pour l'individu, méconnaître les droits de la Nature.

Nous aurons ainsi parcouru à peu près tout le cadre pathologique, et fait ressortir, nous osons le croire, de ces considérations intéressantes, l'évidence de cette faculté vitale; celle de ses différents modes d'action; l'importance des connaissances qui s'y rattachent; enfin, sa suprématie, si on peut ainsi parler, sur toutes nos conceptions médicales , par la direction qu'elle imprime à la Thérapeutique, but elle-même et résultat en vue duquel sont dirigés et auquel doivent aboutir tous nos efforts. L'étude de la Force Médicatrice se rattache donc essentiellement à la pratique : nous tâcherons surtout de signaler les données utiles qu'elle en retire.

ESSAI

SUR LA

FORCE VITALE MÉDICATRICE.

CHAPITRE PREMIER.

HISTORIQUE.

Remonter à l'origine des grandes pensées qui servent de base à la Médecine, pour embrasser d'un coup-d'œil les développements que leur ont donnés les travaux des siècles, voilà peut-être, a dit un homme éminent dont la science déplore encore la perte récente et prématurée, de tous les exercices de l'esprit le plus propre à l'agrandir et à régler ses conceptions (1).

Nous ne nous flattons pas que nos Lecteurs obtiennent un semblable résultat en parcourant ce qui va suivre ; toutefois, nous nous garderons bien, dut-on nous adresser le reproche d'étaler

(1) Dezeimeris, Lett. sur l'Hist. de la Méd., p. 200. Paris, 1838.

1

une prétentieuse et banale érudition, de négliger
les notions historiques, dans l'importante question
qui doit nous occuper. En marchant à la clarté
de l'expérience des siècles, nous donnerons, nous
le croyons, plus de fermeté à nos pas ; et si notre
course en doit être un peu plus longue, elle n'en
sera que plus profitable et plus complète.

I. Hippocrate, ce vaste et puissant génie auquel
il faut toujours remonter comme à la source de
toutes nos connaissances en médecine, éleva le
premier un système régulier de ces connaissances,
et le fit reposer sur les fondements de l'activité de
la nature, de sa force conservatrice et médicatrice.
Aussi, se bornait-il presque entièrement, surtout
dans les maladies aiguës qu'il traitait par le régime
et des remèdes généraux (1), à ces méthodes de
traitement dont l'objet est de préparer, de faciliter
et de compléter les mouvements salutaires de la
nature : *natura morborum medicatrix.* Ce précepte
synthétique et fécond, qui jaillit de l'observation et de l'expérience du divin Vieillard, revient
souvent dans ses œuvres, car il l'avait souvent
aussi observé dans sa pratique. *Invenit natura
sibi ipsi vias non ex intellectu; à nullo edocta et
citrà disciplinam omnia quæ conveniunt efficit* (2),

(1) **Barthez**, Disc. génie d'Hipp.
(2) *Epid.* **VI**, sect 5.

répète-t-il plus loin. Et, ces paroles d'Hippocrate,
en nous révélant la confiance qu'il établissait sur
la prévoyance et la sagesse de la nature dans les
différentes opérations que cette force exécute pour
la solution spontanée des maladies, nous apprennent aussi ce qu'il pensait du caractère de ces
opérations ; car nous verrons plus loin que, relativement à cette question, les idées d'Hippocrate
ont été faussement exagérées par Stahl et ses partisans. Enfin, *il faut conduire où tend la nature,*
dit l'immortel Praticien, et il ajoute : *Quæ judicantur et judicata sunt* PERFECTÈ *neque movere
oportet, neque innovare, sive purgantibus, sive
aliis irritamentis, sed sinere* (1).

II. Telle était cette sage expectation qu'Asclépiade nommait *une méditation sur la mort,* à laquelle
il substituait une médication aveugle et des idées
fausses empruntées à la philosophie corpusculaire d'Epicure. La foi des imitateurs et des dupes
fut vive pour la dangereuse et vaine théorie de
ce prototype des charlatans , comme l'appelle
M. Bricheteau (2). Cet enthousiasme attriste plus
qu'il ne surprend : les hommes ont offert des
exemples d'un semblable aveuglement à toutes les
époques. Asclépiade lui-même semblait le partager

(1) Sect. I, aphor. 20.
(2) Dict. des scienc. méd., T. XXXV, p. 306, art. *Naturistes.*

tout le premier, car il osait gager qu'en suivant
sa méthode, il se préserverait de toute maladie.
Il est vrai, dit le spirituel Bordeu, qu'il ne perdit
pas sa gageure, puisqu'il mourut subitement.

III. Celse faisait, dit-on, quelque estime d'Asclépiade; cependant, quoi qu'en disent certains
biographes (1), nous avons tout lieu de croire que
son admiration était loin d'être exclusive; car les
lignes suivantes sont aussi bien une critique de
l'ignorante présomption d'Asclépiade, qu'un hom-
mage rendu à la vérité du dogme de la Force
Médicatrice dont Hippocrate déduisait ses règles
thérapeutiques. *Multi magni morbi curantur abstinentiâ et quiete*, dit l'élégant auteur romain; et,
plus loin, il ajoute : « D'après Asclépiade, l'office
» du médecin consiste à guérir sûrement, prompte-
» ment et agréablement. Cela est à désirer sans
» doute ; mais d'ordinaire, par trop de précipitation
» et d'envie de plaire au malade, on l'expose à des
» dangers. » *Asclepiades esse medici dicit, ut tutò,
ut celeriter, ut jucundè curet. Id votum est; sed
ferè periculosa esse nimia et festinatio et voluptas
solet* (2).

IV. Cependant, malgré de semblables adhé-

(1) Biograph. méd. encyclop., T. I, art. *Asclépiade*.
(2) *Medic.*, lib. III, § IV.

sions, la doctrine d'Hippocrate n'eut pas la gloire
d'une adoption générale; elle fut abandonnée par
ses successeurs jusqu'à Galien, qui passe pour en
avoir été le restaurateur. Mais le médecin de Per-
game était trop imbu de la philosophie d'Aristote,
et trop porté aux connaissances physiques de son
siècle, pour ne pas mêler quelque peu d'alliage
à l'or pur de la Pensée Hippocratique. Aussi, la
restauration qu'il fit du dogme de la Force Médicatrice fut-elle incomplète. Et, bien que la véné-
ration de Galien fût grande pour le modèle qu'il
se proposait de suivre ; bien que l'étude d'un
pareil maître dût, en motivant son admiration,
l'en rapprocher davantage, le médecin de Rome
ne sut pas se soumettre à une imitation complète :
le milieu scientifique dans lequel il vivait, et,
disons-le aussi, son talent, lui suggéraient de trop
puissants motifs de prévention en sa faveur pour
qu'il ne s'écartât pas en plus d'un point de la
pratique, en apparence timide, d'Hippocrate.

C'est, en effet, ce qui eut lieu. L'esprit d'observation auquel Hippocrate avait ramené la médecine de son temps, et dont résultait cette réserve
du divin Vieillard à l'égard du pouvoir de la
nature, des mouvements spontanés de la force
conservatrice et médicatrice, fut en partie méconnu par Galien. Il y substitua la manie du
raisonnement, le goût des subtilités et l'amour

des remèdes, dont le concours fut funeste à la médecine et au dogme dont nous parlons. Aussi, la science médicale, qui attendait un auxiliaire puissant dans cet homme d'un talent véritablement solide et de connaissances très-étendues, ne fit-elle aucun progrès, même sous ses successeurs.

V. Ceux-ci osèrent penser par eux-mêmes, dit Bordeu (1), au moins quant à la façon de proposer leurs opinions ; mais Paul d'Ægine, Oribase, Alexandre de Tralles, Aétius ne firent que commenter ou copier Galien ; et, pour nous servir de l'expression qu'emploie M. Dezeimeris (2) en parlant des écrivains du XVe et du XVIe siècle, par cette abnégation de toutes les facultés de leur entendement faite au profit de leur mémoire, ils condamnèrent leurs travaux à une stérilité qui en fit tomber la plupart dans l'oubli.

VI. Les Arabes, dont la médecine fut un composé des opinions de Galien et de celles d'Aristote, ne changèrent presque rien à la doctrine du célèbre commentateur d'Hippocrate. Ils étaient trop décidés en faveur de Galien pour élever le moindre doute sur son système ; aussi, quelques hommes éminents de cette Ecole, parmi lesquels on remar-

(1) OEuv. compl., T. II, p. 583, in-8o, 1818.
(2) Lettres sur l'Hist. de la Méd., in-8o, 1838, p. 10.

que Avicenne, parlent-ils de l'influence des théories humorales du maître sur la formation des
crises dans les maladies aïguës. Mais la phar-
macie, née à Rome sous Galien, et surtout l'abus
des remèdes qui en résulta, en étouffant le germe
fécond du dogme de la Force Médicatrice qui semblait renaître, éteignirent chez les Arabes et les
Arabistes la confiance dans les mouvements spontanés de la nature, et devaient bientôt avoir
un auxiliaire puissant dans la chimiâtrie, dont
Paracelse fut l'extravagant et fougueux chef.

VII. Le débauché médecin suisse, dont les four-
neaux mettaient en cendres Avicenne et Galien ;
l'effronté praticien de Bâle, *dont le bonnet était*
plus savant qu'Hippocrate et toutes les Académies,
ne tint aucun compte des phénomènes de la vie
qu'il prétendait étudier dans la nature même. Son
imagination déréglée et son cerveau disposé aux
rêveries les plus grossières, violentèrent l'expérience et l'observation, en assimilant la Force
Vitale à l'Affinité. Aussi le vit-on, avec une au-
dace incroyable, mettre en usage les médicaments
les plus actifs, dans le dessein d'accélérer la cure
des maladies, sans trop s'embarrasser s'il n'a-
vançait pas ainsi la mort des malades, et se vanter
de guérir les maladies incurables avec certains
mots ou caractères dont il élevait la vertu au-dessus

de toutes les forces de la nature. Il osa même, nous dit Zimmermann, son compatriote, avancer qu'au moyen de la chimie il produirait un enfant vrai et vivant, qui, à la grosseur près, ressemblerait dans toutes ses parties aux enfants ordinaires (1).

Un semblable dérèglement d'idées aurait trouvé son excuse dans les habitudes de Paracelse, si sa doctrine n'avait eu des imitateurs et des panégyristes, et nécessité l'opposition qui lui fut faite par quelques médecins instruits.

VIII. Parmi ceux-là, nous remarquons au premier rang deux hommes célèbres, Hoffmann et Baglivi, dont les idées semi-matérialistes n'avaient rien enlevé à la rectitude de jugement qui fécondait leur pratique. — 1° En effet, voici en quels termes le dernier,·malgré sa théorie sur la fibre motrice, défendait le dogme de la Force Médicatrice contre les envahissements des guérisseurs de son époque, et formulait son respect pour les principes de la Médecine Hippocratique, auxquels il mêlait, il est vrai, quelques idées humorales échappées à la doctrine de Galien : *Quamobrem mirari desinant practicantes, si hodiè nec frequenter nec perfectè succedant crises, uti olim in Græciâ ; siquidem illi græcarum legum vel ignari vel obtrectatores, à principio morbi, ad declina-*

(1) Trait. de l'Expér., T. II, p. 124, 1774.

tionem usque purgantibus, diaphoreticis, phleboto-
miis, spirituosis, aliis imprudenter et intempestivè
exhibitis medicamentis ferè conficiunt ægrotantem;
ideò impossibile est ut humores per tàm diversas
remediorum seditiones distracti, ad criticæ despu-
mationis negotium stato tempore disponantur : sed
assiduis confusionibus agitati, loco criseos perfectæ
in metastates præter naturales desinant, atque hâc
de causâ nec criseos, nec dierum criticorum, neque
aliorum demùm natura motuum regulas ab antiquis
traditas in febribus observabimus (1).

Nous demandons pardon pour cette longue
citation ; mais il n'est pas indifférent de voir comment des hommes attachés à une fausse théorie
abandonnent facilement ces principes, dont la pratique ne saurait s'éclairer, pour rechercher un
guide dans l'étude sérieuse des phénomènes naturels, surtout quand l'intérêt des malades les
inspire. Il est utile aussi de remarquer combien
la certitude d'une force médicatrice, basée sur
l'observation des faits morbides, triomphe aisé-
ment des préjugés systématiques dans les esprits
qui ne sont pas complètement fermés à la vérité.

2° F. Hoffmann, dont les idées se rapprochent
beaucoup de celles de Baglivi, et qu'on ne peut
considérer comme appartenant au solidisme pur,
bien qu'il semble vouloir tout expliquer par le

___
(1) *Prax. medic.*, lib. II, § IV. Lugd., 1704.

mécanisme et le jeu des organes, Hoffmann aussi,
combat ses spéculatives assertions, détruit son
absolutisme d'idées, pour écouter la voix de la
nature avant celle de son esprit : *Natura sine
omni medicamento et sine singulari artificiosâ medici ope, solâ abstinentiâ et quiete morbos sanat* (1).

IX. Ce n'était pas assez que ces deux médecins
éminents, auxquels se joignait le mystique Van—
Helmont, qui voulait cependant *tronquer* la maladie dans son principe, bien qu'incomplètement
initiés à la Vérité Hippocratique, proclamassent
néanmoins la réalité de l'intervention de la nature
dans la solution spontanée des maladies; il fallait
aussi que le dogme de la Force Médicatrice reçût
un secours plus marqué et une personnification,
pour ainsi dire, plus puissante et plus élevée, de
la plume de Stahl (2), afin qu'il en sortît une
éclatante protestation contre les théories mécani-
ciennes et matérialistes qui déparaient la science
à cette époque. Mais, d'après cette loi d'oscillation
qui semble régir les esprits comme la matière, et
dont la médecine et la philosophie ont offert de
nombreux exemples, Stahl ne sut pas s'arrêter à
temps et dépassa le but : son esprit, portant à
faux, n'échappa point à cette loi d'exagération, et

(1) *De methodo ordin. et legib. med. tàm naturæ quàm artis*,
cap. I, § I. Genev. 1761.
(2) *Ars sanandi cum expect.*, etc., in 8º; Parisiis 1730.

son système s'égara dans le vague d'un spiritua-
lisme nuageux, en rapportant tout à l'âme.

Je n'ai point à faire ici la critique de cette
théorie, qui, partie d'une hypothèse, aboutit à
une erreur partagée encore par quelques rares
monothélites de nos jours : je ne fais qu'esquisser
l'histoire du dogme de la Force Médicatrice. Néanmoins, à ce point de vue même, nous devons
remarquer avec le savant professeur Lordat (1),
que dans la théorie de Stahl il y a deux idées très-
distinctes, dont l'une est une vérité incontestable
et dont l'autre est une erreur.

La première est : que tous les phénomènes
appelés *naturels* sont coordonnés entre eux et liés
avec une harmonie admirable; de plus, que cette
harmonie n'est pas le résultat de l'anatomie telle
que nous pouvons la concevoir, et que, par conséquent, il faut la présenter comme un fait à
l'imitation d'Hippocrate.

La seconde idée : que cette unité ou individua-
lité réside dans la même substance dont nous
sentons l'existence. La première de ces idées, à
laquelle se rattache essentiellement le dogme de
la Force Médicatrice, est hautement professée à
Montpellier ; l'autre ne s'est jamais incorporée avec
notre doctrine médicale.

(1) Lordat, Cours de physiolog. *(Journ. des Scienc. médic. de
Montp.*, T. I, p. 51.)

Cependant on nous a fait le reproche de nous en être inspirés à l'instigation de Sauvages, pour nous soutenir contre l'Ecole de Haller. Ce qui, d'après Cuvier (1) qui nous attaquait ainsi, semblait faire de notre physiologie, non-seulement la plus difficile, mais la plus mystérieuse et la plus contradictoire de toutes les sciences.

Une voix plus éloquente que la mienne a déjà défendu l'Ecole de Montpellier contre cette triple accusation, dont la préservent, du reste, le caractère doctrinal de son enseignement unitaire et le talent des hommes qui en sont chargés.

En me renfermant dans le cadre que je me suis tracé, j'ajouterai que le Vitalisme Hippocratique, expression des faits naturels, ne partage pas cette déplorable et ténébreuse confusion du Stahlianisme. Nous n'ignorons pas à Montpellier la distinction profonde qui existe entre les phénomènes dont l'âme a seule la direction, et ceux dont la Force Vitale s'arroge le gouvernement; mais cette philosophique distinction ne nous a pas fait non plus pencher vers la pensée de personnifier la Force Médicatrice, et de renouveler ainsi toutes les rêveries de l'imagination brillante mais désordonnée de Van-Helmont.

X. Il n'est pas facile de donner une définition

(1) Rapport sur les fonct. du système nerveux, de Flourens.

complète de la Force Médicatrice, dont tous les
termes soient l'expression de nos conceptions sur
la nature intime de cet acte vital. Inconnue comme
tout ce qui se rattache à cette face cachée du dynamisme humain, la nature de ce qu'on est convenu
d'appeler FORCE MÉDICATRICE restera probablement
long-temps encore sous d'épaisses ténèbres, en
dépit de tous les efforts de l'esprit humain.

Mais, en négligeant cette recherche difficile,
impossible même, dont l'utilité pour la science et
la médecine-pratique n'est pas très-évidente, on
ne saurait considérer la Force Médicatrice comme
essentiellement distincte de la Force Vitale dont
elle émane, sans aboutir à la fausse théorie de
Van-Helmont, sans peupler l'économie d'autant
de forces qu'il y avait autrefois de dieux dans
l'Olympe, et établir ainsi l'anarchie ou l'insurrec-
tion dans le gouvernement de tant de puissances
diverses et souvent opposées. Cette idée de distinction a été le résultat de la manière de penser de
quelques pathologistes sur l'intervention de la
force médicatrice pour empêcher la formation des
maladies : c'est une opposition, une lutte, ont-ils
dit, établie entre la nature et la maladie ; d'autres
ont considéré la maladie comme le produit de cette
lutte même. La première de ces idées peut être
vraie, à l'égard des maladies *réactives* surtout.
Mais qu'est pour nous cette NATURE désignée suc-

cessivement sous les noms d'*Impetum faciens*, d'*Archée*, de *Principe Vital*, etc., si ce n'est la Force Vitale elle-même? Et la maladie! La concevons-nous autrement qu'une manifestation de cette même Force Vitale, influencée par des causes diverses? Or, la Force Vitale, s'opposant à elle-même, nous ramène forcément à la conception d'une puissance unique : semblable en cela à la force psychique qui, dans certains actes de l'intelligence, devient l'observateur et l'objet observé, ou, comme dans les passions à initiative purement mentale, pousse à l'acte passionnel et le réprime simultanément par l'énergie de la volonté morale.

« Cependant, objectent les partisans de la distinc-» tion radicale, dans tout phénomène pathologique » où la Force Médicatrice apparaît, l'idée de son » intervention active entraîne logiquement celle » d'un effort répulsif, d'un antagonisme. S'il en est » ainsi, et tout porte à le croire (bien qu'on ne » puisse saisir les raisons qu'ils en donnent), » comment concevoir que la même puissance qui » préside au développement et au progrès de la » maladie, soit aussi celle dont la mission simul-» tanée consiste à nous en garantir, à nous en pré-» server?» C'est, en effet, ce qui a lieu, et c'est aussi la meilleure raison que nous puissions opposer à cette objection ; car notre réponse, toute impuissante qu'elle paraisse, est le résultat de l'observation sur ce fait expérimental et sans explication , d'après lequel nous voyons que la même puissance intime, comme le dit le professeur Lordat, qui a développé l'homme, qui le nourrit et le conserve, est la même qui répare les dégâts survenus dans l'agrégat, et qui ramène la santé , non-seulement sans la participation de l'art, mais même en dépit des moyens malentendus mis en usage (1).

Toutefois, ce qu'on a appelé synthétiquement jusqu'ici *Force Médicatrice*, *Puissance Médica-trice*, et qui n'est qu'un mode d'action de la Force Vitale, bien qu'on ait voulu lui assigner une personnalité et un rôle distincts, nous semblerait plus exactement désigné par les mots de Faculté Vitale Médicatrice. Cette appellation, en la rattachant à cette force générale de l'économie vivante, laisserait à la Force Médicatrice cette liberté d'allures et d'action que nous observons chaque jour, et qui la ferait considérer, en effet, comme un être doué de réflexion et de discernement, si nous ne savions d'avance toutes les raisons qui s'opposent à l'admission, dans la science, de ce principe de la théorie de Stahl.

D'ailleurs , en nous gardant de confondre , comme l'a fait ce médecin, deux choses qui nous paraissent distinctes à tant d'égards, nous sommes

---

(1) Lordat, *loc. cit.*, p. 26.

encouragé, dans la comparaison que nous établissons entre la faculté vitale médicatrice et une faculté correspondante de l'âme humaine, par l'autorité du savant Professeur auquel ces matières abstraites sont si faciles.

« En nous appliquant, dit le professeur Lordat,
» à l'examen de la Force Vitale, non par l'intuition,
» qui ne s'étend pas jusque-là, mais seulement
» par l'observation des effets de cette cause, nous
» n'avons pas pu méconnaître une ressemblance
» frappante entre ces modes d'être et ceux de notre
» sens intime. La plus grande différence de ces
» deux puissances consiste en ce que l'une a con-
» science d'elle, et que l'autre est automatique ou
» instinctive (1). »

Tels sont, en résumé, les rapports du Vitalisme Hippocratique avec le dogme de la Faculté Vitale Médicatrice. Mais continuons.

XI. L'Humorisme, cette théorie qui remonte à la plus haute antiquité, et dont la notion se retrouve encore au milieu des mille pratiques médicales du peuple ; ce système universel dont on découvre des traces dans la médecine des Egyptiens, des Israélites, des Indous et des Grecs ; qui, après avoir traversé une longue suite de siècles, a jeté des racines profondes et vivaces dans les connais-

(1) Lordat, Ebauche du pl. d'un trait. compl. de phys., p. 88.

sances vulgaires sur l'art de guérir, nous apparaît sous trois faces bien distinctes, qui chacune affectent un rapport différent avec le dogme de la Force Vitale Médicatrice.

1° D'abord, apparaît la secte humorale dont Galien est le chef. Ce médecin célèbre, dont l'esprit, comme nous l'avons dit, s'était nourri des travaux d'Hippocrate, mais y avait mêlé ses idées sur les éléments et les humeurs cardinales, devint, par cette combinaison, le chef d'une école où régnèrent les saines traditions du Dogmatisme Hippocratique, amalgamées aux subtilités sur le rôle des liquides dans les maladies. Les médecins de cette école nous parlent souvent, en effet, d'*âcreté*, d'*effervescence*, de *dissolution*, d'*ébullition*, de *putridité*, etc., des humeurs, spéculations médicales encore mêlées à quelques pratiques de nos jours, mais dont l'idée tend sans cesse à s'écarter de l'esprit des praticiens instruits, de même que ces expressions de leurs livres, comme une protestation muette contre la part d'erreur qu'elles renferment. La vérité, toutefois, n'a été complètement et utilement formulée sous la plume interprète de la pratique intelligente des humoristes dont nous parlons, qu'en se révélant à nous sous les notions de *crudité*, de *coction* et de *crises*, empruntées à l'observation rigoureuse du développement de l'acte pathologique, et à l'étude savante de l'intervention de la

Force Médicatrice pour la solution spontanée des maladies, comme l'avait indiqué Hippocrate (1).

Tels étaient Fernel, qui paya ce double tribut dans sa pratique et sa doctrine sur les fièvres; Baillou (2), auquel il faut reprocher des saignées générales intempestives, et cette profusion de purgatifs dont l'emploi exagéré fut cependant la conséquence d'une conviction profonde sur leur mode d'action et d'une confiance aveugle dans leur indication; Thomas Sydenham, auquel Baillou avait préparé la voie qu'il parcourut avec tant de distinction et de gloire; dont la définition de la maladie est conforme à l'idée de la dégénérescence humorale d'après Galien (3), mais qui disait que « s'ima» giner que la nature est incapable de guérir seule » les maladies, c'est un blasphème, parce que ce » serait imputer une imperfection à la Divinité, qui » nous a donné tant de choses pour conserver la vie » animale (4) »; L. Rivière, dont les sympathies pour l'Humorisme Galénique sont évidentes, mais qui s'exprime ainsi dans son langage pittoresque : *Natura verò quæ rei quodammodo rationem habet,*

(1) *Tria illa præsagii medici instruendi momenta, quibus ars nostra nihil divinius habet, cruditas, coctio et crisis.* (Richter, *De crisibus veter. in morb.* — *Opuscula med.,* T. III, p. 165, in-4º. *Francof.* 1781.)

(2) *Definit. med.,* T. I, p. 240, 242. — *Epidem. et ephemer.* lib. II, p. 190. — Guliel. Ballonii *Oper. om. Genev.* 1762.

(3) Sydenham, Méd. prat., T. I, p. 1, trad. de Jault, Montp. 1838.

(4) Réponse à la lettre du doct. Brady, art. 81.

adversùs actorem suum, morbum videlicet, sese pro virili defendit ; et si viribus illa constet morbi conatus eludit, eumque tanquam iniquum actorem rejicit et foras excludit : si verò imbecilla fit, illius actioni succumbit (1) ; Ramazzini ; Boërhaave, qui, en cherchant à concilier la doctrine d'Hippocrate avec celle des chimistes, fut le plus dangereux fauteur de cette alliance humoriste dont nous parlons ; Van-Swiéten (2), qui a consacré toutes les erreurs de ce dernier sur la chimiatrie et la mécanique ; enfin, Gaubius, Huxham (3), Stoll, Zimmermann, Selle, Bordeu, Voullonne (4) et Vitet (5).

2° La seconde catégorie, composée de novateurs plus hardis marchant à la suite de Paracelse et imbus d'un humorisme chimiatrique, fallacieux ou cabalistique, considère tous les phénomènes de l'économie vivante comme les produits de combinaisons diverses, entre certains corps, tels que le sel, le soufre et le mercure. Pour les partisans de cette chimie humaine, extravagante et grossière, les humeurs, dont dépend la santé quand les pro-

(1) *Inst. méd.*, lib. II, sect. *de nat. crisis. Op. omn. Genev.* 1737.
(2) Van-Swiéten, *De morbis intern. et de febris in gener. Comment. in* Boërhaave : in-8º. *Lovanii* 1773, T. III, p. 323.
(3) Essai sur les fiév., trad. J. Clutton, in-8º. Paris 1761, p. 49 et 210.
(4) Mém. qui a remporté le prix de l'Acad. de Dijon : « Quelles sont les malad. dans lesquelles la méd. agis. est préf. à la méd. expect., et celle-ci à l'agis.? » In-8º, Avignon 1776.
(5) Méd. expect., in-8º. Lyon 1803.

portions sont normales entre les éléments qui les composent, deviennent la source de tous nos maux si l'un de ces principes diminue ou augmente. Dans ce système, si l'on peut appeler de ce nom un assemblage confus de spéculations absurdes, la Force Vitale n'est que la vassale d'une force plus générale et plus puissante, l'Affinité, ou plutôt la Force Vitale n'existe plus ; les phénomènes de sensibilité et de volition ne sont plus que l'effet d'un fluide hypothétique, parcourant le système nerveux et composé d'esprits volatils.

La thérapeutique fut simple, on le comprend, dans une semblable médecine. Il suffisait, pour faire disparaître l'état pathologique, d'ajouter le sel qui manquait aux humeurs, ou d'y combattre, par des propriétés opposées, l'effet de l'élément chimique trop prédominant. L'économie alors ne fut plus qu'un vaste laboratoire où les réactions et les affinités se mirent à la place de la Nature et de la Force Médicatrice.

Telle était cette conception humoro-chimique, sœur des recherches philosophales du XVIe siècle. Enseignée par Paracelse, adoptée par Van-Helmont, elle fut propagée en Hollande avec talent par Sylvius Deleboë (1), à qui l'humanité est redevable cependant de l'institution clinique. Repro-

(1) Fournier, Dict. des sc. méd., art. *Humorisme*, T. XXII, p. 116-117.

duite avec zèle en Angleterre par Willis, elle trouva
en France de rudes antagonistes dans Riolan et
Gui-Patin surtout, dont la haine pour l'émétique
et l'antimoine (1) le porta à un abus trop grand de
la saignée et des purgatifs (2) de sa façon, qu'il
distribuait gratis afin que ses malades n'eussent
rien de commun avec les chimistes et leurs offi-
cines (3). Enfin, défendues par Vieussens (4), ces
folles subtilités chimiques eurent un écho dans
notre Faculté, où Baumes en fut le remarquable
représentant (5).

3° La troisième espèce d'humoristes dont il me
reste à parler est celle des anatomo-pathologistes
de l'époque moderne. Sans rejeter les idées des
humoristes hippocratiques sur les crises dans les
maladies, et leur solution spontanée par les seuls
efforts de la Force Médicatrice, ils se rapprochent
assez des chimistes précédents par leurs recherches
sur la composition des humeurs de l'économie,
avec cette différence toutefois, hâtons-nous de le

(1) Gui-Patin, Lettres, T. I, p. 77-175-191; — T. II, p. 572-577.
Nouvelle édit. avec notes de M. Reveillé-Parise : in-8°, 3 vol.
Paris 1846.

(2) *Turgente materiâ, quotidiè licet purgare.* (*Ibidem*, T. II,
p. 577.)

(3) *Ibid.*, T. II, pag. 572.

(4) *De naturâ, different. condit. et causis fermentationis*, etc.
Lugduni 1715, in-8°.

(5) J.-B.-T. Baumes, Essai d'un syst. chimique de la scienc. de
l'homme. In-8°, Nismes 1798.

dire, que leurs théories, au lieu de porter sur des
éléments inorganiques grossiers, s'attachent de
préférence à la démonstration des composés organiques dont nos tissus ou nos fluides sont formés,
soit à l'état de santé, soit dans l'état pathologique.
Leurs travaux, basés sur les progrès que nous
avons faits dans les sciences naturelles, se rapprochent beaucoup plus de ces sciences elles-mêmes
que de la médecine proprement dite. Ingénieux
dans leurs procédés, les résultats de leurs efforts
ne sont pas toujours évidemment utiles à la connaissance et à la guérison des maladies, dont ils ne
font que constater les traces matérielles ; aussi
méritent-ils, plus justement qu'Hippocrate, le
reproche que lui adressait Asclépiade, de méditer
sur la mort.

Cependant, en constatant que ces médecins ont
un peu négligé l'observation de la nature et les
ressources qu'elle offre pour la solution spontanée
des maladies, nous nous gardons bien de déprécier
le mérite des anatomo-pathologistes modernes,
quelle qu'ait été la direction de leurs travaux, et
de détourner les yeux d'une étude à laquelle nous
devons tant de connaissances positives. Il nous
siérait mal de méconnaître le talent d'hommes
aussi éminents que Morgagni, Vogel, Bayle,
Nysten, Savary, Müeller, Lobstein, Cruveilhier,
Andral, Gavarret, Rodier, Lebert, etc., et l'im-

mortel Laënnec, qui contribua puissamment par
son génie à ramener les esprits à la connaissance
de la nature des maladies, et rétablit ainsi la
matière médicale si audacieusement niée par la
Médecine Physiologique.

XII. Si l'usage d'une thérapeutique simple et
toujours uniforme suffisait pour admettre, chez
ceux qui s'en servent, la croyance à l'intervention
spontanée de la Force Médicatrice dans la solution
des maladies, aucune secte médicale n'aurait eu
une foi plus vive en la puissance de la nature que
celle des Dichotomistes, dont la théorie, empruntée
aux idées de Thémison (1) et vivifiée par l'Irritabilité de Haller et les données de Bichat, fut si
brillamment représentée par Broussais.

Mais, comment admettre le pouvoir médicateur
spontané de la Force Vitale dans les maladies, si
l'on méconnaît l'idée de la maladie elle-même ; si
l'on nie son existence, et ce caractère général
qu'elle affecte dans l'économie vivante, qui l'a fait
considérer comme une fonction à laquelle concou-
rent toutes les forces de l'invividu ? *Consensus unus.*
Ces deux idées sont corrélatives et adéquates :
la pensée de la Force Médicatrice spontanée et de

(1) Dezeimeris, Journ. compl. du Dictionn. des scienc. méd.,
1824, T. XX, p. 3; T. XXI, p. 80. — Lettr. sur l'hist. de la
méd., p. 199 et suiv.

son merveilleux mouvement critique, entraîne nécessairement celle de l'objet sur lequel doit s'opérer l'acte curateur, la maladie; mais, pour Broussais, celle-ci n'existe pas, ou n'est qu'un accident toujours facilement vaincu au moyen des sangsues, et à l'égard duquel il faut se garder d'admettre un état essentiel, général, ne constituant d'après lui, avec l'autocratie de la nature, qu'une ontologie nuageuse et ridicule.

En effet, le réformateur français consuma ses jours à *dessentialiser* les maladies (1). L'irritation, constituant pour lui toute la maladie, ne diffère de ce qu'il appelle l'*érection vitale normale*, qu'en ce que l'appel des fluides est plus considérable dans le premier phénomène et détermine une véritable congestion nuisible à l'exercice régulier d'un organe (2); ce qui constitue l'acte morbide, la maladie, résulte donc de l'irrégularité d'une fonction d'organe (3). Il n'y a donc jamais, suivant Broussais, ni exaltation ni diminution *générales* de la vitalité des organes. Comme cette exaltation et cette diminution commencent toujours par un système ou par un organe (4), il s'ensuit qu'il n'y

---

(1) Trousseau et Pidoux, Trait. de thérap. et de mat. méd., introd., T. Ier, p. xv-xvi, 3e édit.

(2) Exam. des doctr. méd., propos. 78, T. Ier, p. xix, 3e édit. —Paris, 1829.

(3) *Ibid.*, prop. 68 et 69.

(4) *Ibid.*, prop. 73.

a pas de maladie générale, partant point de travail médicateur critique, spontané, général. Toute maladie est primitivement locale, et suppose un ou plusieurs organes souffrants; d'où cette définition adoptée par Broussais dans ses cours, nous dit M. Miquel (1) : « La maladie est la souffrance d'un organe. »

De là aussi, ajouterons-nous, le triste et scandaleux abus des sangsues et de la saignée, comme au temps de Botal, de Gui-Patin, de Hecquet et de Bosquillon, de phlébotomique mémoire ; de là aussi, cette crainte ignorante des moindres mouvements de la nature, qu'on s'empresse encore de *juguler* de nos jours, comme si la Force Vitale Médicatrice n'est pas plus habile et plus sûre, pour la guérison de la plupart des maladies, que cet usage immodéré de la lancette, dont les résultats ont été si funestes à l'Humanité.

Cependant, a dit Bordeu, et tous les praticiens instruits avec lui : « Les saignées naturelles » ne sauraient, non plus que les *artificielles*, être » regardées pour l'ordinaire, que comme un remède » préparatoire ; elles ne sont qu'un secours propre à » remettre la nature dans sa voie; elles doivent la » mettre à portée de continuer la coction ou la ma- » turation des maladies, lui donner la liberté de » préparer et d'opérer les évacuations critiques aux

(1) Lettres à un Médecin de province, p. 164.

3

» temps marqués pour ces opérations, lui laisser les
» forces nécessaires pour choisir les organes des-
» tinés à chaque espèce de matière, pour vaincre les
» obstacles et pour faire des efforts victorieux (1). »

XIII. A peu près à l'époque dont nous parlons,
hors de l'École de Montpellier, pour qui le dogme
de la Force Médicatrice fut toujours une tradition
hippocratique précieuse, deux hommes dont les
convictions doctrinales hippocratiques sont aussi
solidement établies que le talent avec lequel ils les
enseignent ou les défendent, ont protesté par leurs
écrits en faveur de cette puissance de la nature
pour la guérison spontanée des maladies : ce sont
MM. Cayol (2) et Pidoux (3).

Le premier, dans un discours d'ouverture pro-
noncé à la clinique médicale de la Charité en 1829,
s'est occupé de la Force Médicatrice. Nous regret-
tons que les exigences académiques lui aient
permis de n'en proclamer que le principe seulement; aussi le tableau qu'il en fait est-il trop
général pour être complet.

M. Pidoux, au contraire, semble entrer dans
le détail de quelques vues pratiques; néanmoins,
son travail trahit la précipitation dont nous parle

(1) Bordeu, *loc. cit.*, p. 605.
(2) Rev. méd., 1829, T. II, p. 74.
(3) Thèse inaug., 1835, N° 36.

l'auteur, et avec laquelle il a été conçu et exécuté.
Il a formulé plusieurs lois de la Force Médicatrice,
dont le nombre pourrait être diminué sans inconvénient. D'ailleurs, il n'a point considéré l'intervention de cette Force dans la solution spontanée
de quelques maladies chroniques, et ne parle,
parmi les maladies aiguës, que des réactives : il
néglige donc entièrement dans cette question, à la
manière de Broussais, la nature des maladies, si
essentielle à considérer cependant pour marquer
le degré d'énergie et les limites de la Puissance
Médicatrice; enfin, il ne voit que les symptômes
comme moyen de guider la thérapeutique. Nous le
répétons, M. Pidoux était pressé, car il a racheté
depuis toutes ces négligences, surtout dans le bon
et remarquable livre où son nom se trouve à côté
de celui de son maître et de son ami, M. le professeur Trousseau.

Tel est donc, en résumé, l'aperçu très-rapide
de l'histoire du dogme de la Faculté Vitale Médicatrice depuis l'antiquité jusqu'à nos jours. Nous
avons tâché de rendre évidents ses rapports avec
les principaux systèmes qui ont régné en médecine, et son importance dans la thérapeutique et
la guérison des maladies. Mais il ressortira surtout
de cette esquisse une vérité incontestable : c'est
que le dogme de la Faculté Vitale Médicatrice,
méconnu par toutes les doctrines qui sont passées

sans laisser de traces utiles dans la science médicale, a été, au contraire, admis par tous les systèmes attachés plus ou moins étroitement aux traditions hippocratiques qui en ont fait la force et la durée (1).

(1) Ce chapitre, publié dans la *Revue thérapeutique du Midi* (T. III , p. 33-76-141) sous le titre : ÉTUDE POUR SERVIR A L'HISTOIRE DE LA FORCE VITALE MÉDICATRICE, n'était pas destiné à former la première partie d'un mémoire ; mais l'accueil flatteur qui lui a été fait *in extenso* par le *Scalpel*, journal belge (Nos 30 mars, 10 et 20 avril 1852), et par le *Boletin de medicina, cirugia y farmacia*, journal espagnol, nous a encouragé à présenter ce qui va suivre.

CHAPITRE DEUXIÈME.

—

INTERVENTION DE LA FORCE VITALE MÉDICATRICE DANS LA
GUÉRISON DES MALADIES RÉPUTÉES CHIRURGICALES.

I. Depuis si long-temps qu'on voit des malades,
dit M. A. Miquel (1), n'est-il pas étrange qu'on
n'ait pu encore bien dire ce qu'est la maladie? Sans
nous arrêter, en effet, aux nombreuses définitions
qui ont été données à cet égard, nous voyons les
uns considérer la maladie comme une lésion des
solides de l'économie, d'autres penser qu'elle n'est
que la conséquence d'une anomalie, soit dans la
quantité, soit dans la qualité des fluides vivants;
quelques-uns ne la rattachent qu'à une affection des
forces dont dépendent nos fonctions, et parmi ces
derniers, qui se rapprochent le plus de la vérité, il
s'en est trouvé même dont l'exagération a été jusqu'à admettre dans la maladie une intervention de
l'âme humaine; enfin, la plupart l'ont envisagée
comme le résultat de la lutte établie entre les
causes qui tendent sans cesse à détruire l'organisme, et la Force de conservation qui protège
l'individu.

Cette dernière manière de considérer la maladie,

(1) Lettres à un Méd. de prov., p. 153.

a valu à ceux qui l'ont adoptée le reproche d'*ontologisme*, de la part de Broussais, bien que le novateur français l'ait employée lui-même (1), et ait ainsi donné une nouvelle preuve des nombreuses contradictions qui déparent son système. Aussi, ajoute à cette occasion le savant et spirituel médecin qui l'a si vivement combattu : « Il est facile de rétorquer, contre M. Broussais lui-même, les arguments qu'il dirige contre Hippocrate et les prétendus ontologistes de tous les siècles. Je l'ai dit, et je le répète, le style figuré est dans la nature, et il n'est pas plus possible à ceux qui le proscrivent, de s'en passer, qu'il ne leur est facile de changer la nature de l'esprit humain (2). »

Quoi qu'il en soit, aucune de ces conceptions sur la maladie n'est absolument fausse ; mais, ainsi qu'il arrive trop souvent dans l'étude des sciences, la part de vérité qui revient à chacun de ces systèmes a été affaiblie par l'exagération du point de vue de ceux qui s'en sont occupés : les différents auteurs qui les ont créés ou défendus n'ont fait qu'imiter ce voyageur dont il est souvent parlé, qui, se trouvant dans une ville d'Allemagne, inscrivit, dit-on, sur ses tablettes, et après avoir considéré la servante de l'hôtellerie où il se trouvait, que toutes les femmes de ce pays étaient rousses.

(1) **Exam. des Doct. méd.**, prop. 262, *ibid.* 224-275.
(2) **A. Miquel**, *loc. cit.*, p. 157.

Entreprendre la critique de chacune des définitions qui ont été données de la maladie , serait
donc une œuvre , non - seulement longue et difficile, mais encore inutile, après ce que nous avons
essayé d'esquisser en commençant, sur l'historique
de la Force Médicatrice ; car , ne l'ignorons pas ,
de la manière de concevoir la maladie a découlé
en médecine toute conception systématique, et de
cette pensée sont résultées , en effet , les principales théories dont nous avons déjà parlé.

Mais , afin de bien fixer notre point de départ ,
si , en donnant nous - même une définition de
la maladie telle que nous la concevons , nous
osions nous placer dans le coin le plus obscur du
tableau que nous avons essayé d'esquisser , nous
dirions : *La maladie est cet état anormal dans
lequel se trouve l'homme, par l'influence de causes
dont l'action a porté primitivement , soit sur l'agrégat matériel, soit sur les forces qui l'animent, et a
occasionné ainsi un trouble ou une véritable perver-
sion dans une ou plusieurs fonctions de l'économie.*

En considérant le nombre et la variété des différentes causes, aussi bien que les modes multi-
formes par lesquels l'économie peut répondre à
chacune des sollicitations qui partent du monde
extérieur ou d'elle-même pour créer l'état morbide,
l'esprit reste effrayé de la quantité de maux dont
l'homme est assiégé à chacun de ses pas dans la vie;

mais il ne tarde pas à se rassurer, en voyant aussi
avec quelle sollicitude la Force Médicatrice veille à
notre conservation. Cependant, la nature n'étant
pas toujours efficace, et pouvant succomber, comme
disait Rivière : *Imbecilla fit, actioni succumbit,*
il fallut la secourir, la diriger ou la réprimer
quelquefois, suivant les besoins du sujet. De là,
la naissance de l'art en général ; mais de là aussi,
celle des difficultés résultant de l'étude conscien-
cieuse et approfondie de tant de points divers.
Aussi, les bornes assignées à l'intelligence humaine
la forcèrent-elles, quant à la médecine, à circon-
scrire le champ de ses méditations : des limites
furent dès-lors établies, dans l'étude des maladies,
entre celles qui, n'atteignant le plus ordinairement
que notre agrégat matériel, sont susceptibles pour
leur guérison de manœuvres et d'applications thérapeutiques immédiates, et d'autres siégeant plus
particulièrement dans nos forces ou les organes
internes, et considérées, pour cette raison, du
domaine de la médecine proprement dite, tandis
que les premières appartiennent à la chirurgie (1).

(1) On comprend bien que cette division que nous établissons
ici n'est pas absolue. Nous n'ignorons pas, car notre manière de
concevoir l'homme malade s'y oppose, que, dans un grand
nombre de maladies réputées chirurgicales, la considération des
forces est aussi essentielle que celle des lésions matérielles. La
chirurgie n'est donc pas une partie secondaire de l'art de guérir,
comme quelques-uns l'ont pensé ; formée des mêmes principes

C'est donc dans ces deux larges faces de la science médicale, que nous aurons à signaler l'intervention de la Force Médicatrice.

Nous commencerons par les maladies réputées chirurgicales; mais, afin de marcher régulièrement, du simple au composé, nous remarquerons d'abord dans cette classe de maladies, certains dérangements organiques n'ayant aucune influence sur la santé en général, et que l'on considère ordinairement, avec juste raison, comme de simples accidents. Nous ne devons pas oublier de les mentionner ici ; car, bien que la nature intervienne le plus souvent dans ces cas à l'avantage de l'économie, des chirurgiens, pleins d'une fatale hardiesse, ont osé porter la main sur ces infirmités compatibles avec la régularité de nos principales fonctions.

Cependant, depuis Hippocrate, dont les préceptes, il est vrai, parlent de l'abstention de certaines opérations qu'on ne craint plus raisonnablement d'exécuter de nos jours, jusqu'à l'époque actuelle de la chirurgie, les grands praticiens, les hommes éminents par leur génie et leur talent, se sont souvent opposés à cette manie opératoire, à cet empressement de couper dont notre époque a montré de tristes et fâcheux exemples.

que la médecine proprement dite, elle est, quant à la thérapeutique, le complément essentiel et brillant de la science pathologique tout entière, dont la clinique interne forme l'autre moitié.

Or, cette opposition à l'emploi exagéré des instruments, pour guérir de simples infirmités ou certaines maladies dont nous parlerons plus loin ; cette opposition, qui fut quelquefois très-vive et à laquelle nous devons d'utiles et remarquables travaux (1), n'a pu être, dans l'esprit des chirurgiens qui s'y sont livrés, que le résultat d'une conviction profonde dans les ressources de la nature pour la guérison spontanée des maladies chirurgicales ; d'une grande confiance, enfin, basée sur des faits, dans la puissance conservatrice qui a été célébrée sous différents noms, et qui s'exerce autant dans les maladies chirurgicales que dans celles qui appartiennent à la médecine interne.

La Force Médicatrice intervient de deux manières générales dans la répression de ces accidents, ou dans la guérison des maladies chirurgicales. Quand l'accident ou le déplacement organique s'est opéré sans lésion des tissus, et n'a pas de retentissement sur les forces de l'économie, la Force Vitale Médicatrice se contente de rejeter au-dehors, par des *actes synergiques* suscités à cet effet, la cause mécanique qui l'importune, ou restitue simplement l'intégrité des formes, en replaçant les parties dans la position qui leur a été primordialement assignée.

(1) *Voy.*, entre autres, Chirurg. conservat. et moyens de restr. l'util. des opérat., par le professeur Alquié. Montp., 1850, in-8°, avec figures.

Dans l'autre cas, c'est-à-dire, quand la cause
morbide a porté sur l'intimité de nos tissus, la
Force Médicatrice intervient pour la guérison par
des *actes nutritifs.*

II. *Actes synergiques médicateurs.* — A. Le
concours d'actions simultanées des divers organes, concours tel que ces actions constituent
par leur harmonie la forme propre d'une fonction (1), est souvent invoqué par la Force Vitale
Médicatrice pour s'opposer à certaines impressions
fâcheuses sur l'organisme. Qui ne connaît les
efforts salutaires auxquels se livre la nature pour
rejeter des différentes voies de l'économie les corps
étrangers qui s'y sont accidentellement ou vo-
lontairement introduits? Un peu de poussière,
de la poudre de tabac, un fétu de paille, du sable,
etc., etc., un pois, comme Lamotte en donne un
exemple (2), se sont-ils introduits dans l'œil, le
larynx ou les fosses nasales : aussitôt, tous les
organes concourant à la fonction menacée, et ceux
qui y participent secondairement, provoquent par
une simultanéité d'action synergique le larmoie-
ment, la toux ou l'éternuement, et l'économie se
trouve débarrassée.

(1) Barthez, **Nouv.** éléments de la science de l'homme, **T. II,**
p. 8. 1806.
(2) Dict. des sc. méd., **T. XIII**, p. 11, art. *Corps étrangers.*

Les annales de la science fourmillent de faits semblables , soit pour les voies aériennes , soit pour le canal digestif, ou pour l'appareil urinaire même , ainsi que Velpeau (1), Heister (2), Midleton (3), Collot (4), Molineux (5), Jelloly (6), A. Cooper (7), en ont rapporté des observations (8).

Nous ne nous arrêterons donc pas davantage à démontrer, dans cet ordre de faits, l'évidence de l'intervention de la Faculté Vitale Médicatrice faisant appel aux forces synergiques de l'économie ; cependant , nous ne pouvons oublier, comme s'y rattachant essentiellement , un état particulier de l'organisme qu'on ne peut évidemment considérer comme une véritable maladie : nous voulons parler de la parturition.

B. En effet, c'est dans l'accouchement surtout que se produisent d'une manière admirable les actes synergiques de l'économie vivante.

« Aussi, disait le professeur Delmas , si compé—
» tent en cette matière , ce ne sera pas moi qui

(1) Velpeau, Trait. compl. d'anat. chir., T. II, p. 237.

(2) *Instit. chir., pars sec.,* p. 962.

(3) Lettre à Morand.

(4) Trait. de la taille, 1727.

(5) Transact. philos., obs. V, T. IV, p. 227.

(6) Méd. chir., trans. V. 6.

(7) *Ibid.* V. 8.

(8) Des corps étrangers introduits accid. dans la vessie, etc. : Duverger, Thèse inaug. Montp., 1850.

» contesterai les droits de la nature dans la pratique
» obstétricale (1). » — « J'ai vu si souvent, ajoute
» celui qui avait hérité de son nom et de son expé-
» rience, et que la mort a frappé prématurément,
» j'ai vu si souvent les ressources immenses que
» possède la nature, que je ne cesse de répéter dans
» mes leçons, que l'accouchement, dans la plupart
» des cas, non-seulement se termine par les seules
» forces de la nature, mais encore arrive à bonne
» fin malgré les obstacles qu'apporte souvent
» l'ignorance présomptueuse. En m'exprimant
» ainsi, je formule d'une manière générale ce
» que m'ont appris plusieurs faits particuliers (2). »

Les présentations du siége, celles du tronc,
dans lesquelles M. Jacquemier considère l'évolution
comme impossible et au-dessus des forces insuf-
fisantes de l'organisme (3), sont considérées par
Denman, qui le premier a appelé l'attention sur
la terminaison spontanée de ces accouchements,
par Mme. Lachapelle, d'après les nombreux
cas soumis à son observation, par le professeur
Delmas (4), M. Chailly (5), M. Nœgelé (6) et

(1) Leçon orale du 11 mai 1847.

(2) E. Delmas, Thèse de conc. prof., 1848, p. 21.

(3) Jacquemier, Trait. d'obst., T. II, p. 98. 1846.

(4) Leçons orales, avril 1847.

(5) H. Chailly, Trait. prat. de l'art. des accouch., p. 423-607-639. Paris, 1842.

(6) « Les accouchements par le siége ou par les pieds, lorsque

d'autres praticiens instruits, comme pouvant s'achever par la seule puissance de la nature. On ne peut en douter, en voyant les particularités dont s'accompagne la sortie de l'enfant à travers les difficultés sans nombre que lui oppose la résistance des parties. Celui qui, par sa position, est témoin de tous les détails intimes que la description la plus minutieuse ne saurait indiquer, ne peut qu'admirer et se taire (1).

Dans les accouchements où le travail est fort long, le plus sûr moyen est de ne rien faire, disait Lamotte, de s'en remettre à la Providence, et de laisser le tout à la prudence et à la discrétion de la nature, qui, par des ressources que nous ne pouvons comprendre, opère des miracles dans le temps qu'on en espère le moins; que la femme accouche après trois, quatre, cinq, six et même sept jours de travail, elle et son enfant se portent bien, quoique l'accoucheur lui-même crût, un moment auparavant, que tout était désespéré (2).

C. La Force Vitale Médicatrice n'intervient pas

les parties génitales sont régulièrement conformées, se font sans aucun inconvénient par les forces de la nature; non-seulement ils ne présentent aucun danger pour la mère, mais encore ils ont lieu avec plus de facilité que les accouchements avec présentation de la tête. » Nœgelé, *Manuel d'accouch.*; trad. par Pigné, p. 131.

(1) E. Delmas, *loc. cit.*, p. 37.

(2) Liv. II, chap. I, p. 150.

d'une façon aussi efficace pour replacer certains organes dans la position qu'ils ont perdue acciden-tellement. Cependant Ambroise Paré, Fabrice de Hilden et Arnaud, qui préconisèrent contre la hernie le décubitus dorsal, dont M. Ravin a voulu faire une méthode de traitement, rappor-tent, à l'appui de leurs idées, des exemples d'in-dividus affectés de hernies, qui, forcés de rester long-temps au lit pour d'autres maladies, se sont trouvés guéris de leurs hernies, quoique celles-ci fussent *anciennes* et *volumineuses* (1).

Nous-même n'avons pas perdu le souvenir d'un fait dont nous avons été témoin durant nos études à la clinique chirurgicale de Saint-Éloi, dans le service du regrettable professeur Serre, si intelli-gent observateur des mouvements de la nature. Un homme fut apporté à l'hôpital atteint d'une hernie inguinale. Le malade, fort et robuste, rapportait la cause de sa maladie à un effort exécuté dans l'exer-cice de sa profession. Déjà plusieurs heures s'étaient écoulées depuis le déplacement intestinal, et tous les symptômes qui signalent ordinairement l'étran-glement se manifestaient, tels que hoquet fatigant, auquel succédèrent promptement des vomissements glaireux, de matières alimentaires et bilieuses, puis stercorales. Les traits étaient altérés et les coliques très-vives. Le chirurgien en chef, après

(1) Dict. de méd. en 30 vol., T. XV, p. 295, art. *Hernie.*

avoir vainement essayé le taxis et les lavements
narcotiques, était décidé pour l'opération, que
conseillait aussi le professeur Dubrueil présent à
la visite. Cependant, afin de n'y recourir qu'à la
dernière extrémité, on tenta l'application sur la
tumeur de vessies remplies de glace pilée. Bientôt,
sous l'influence de ce moyen, le gonflement di-
minua, la chaleur s'éteignit, la douleur se calma,
et cette fois la main, plus heureuse, parvint à faire
rentrer dans l'abdomen l'organe déplacé, qu'un
bandage suffit pour maintenir en place.

D. Les changements médicateurs qui se développent après les luxations, sont certainement plus
défavorables, dit le professeur Alquié, que lorsque
le praticien réduit la partie déplacée dans sa position normale (1). Le professeur Fages (2) et d'autres
praticiens ont parlé dans le même sens. En effet,
la science pourrait difficilement montrer des cas de
réduction spontanée; car on ne peut raisonnablement présenter comme tels, certains faits rap-
portés par quelques écrivains, et particulièrement
la curieuse observation du docteur Villermé, ayant
pour sujet un soldat ivre (3).

(1) Alquié, Chir. conservat., p. 91.

(2) « *In curatione morborum à causis externis functiones subitò
perturbantibus, v. g. vulnerum, fracturarum, luxationum, arti
incontestatum jus felicium saltem in partem exituum.* » Thèse de
Montp., in-4°, 1808, p. 5. Prop. VII.

(3) Dict. des sc. méd., T. **XLVII**, p. 333, art. *Réduction.*

Cependant, si la contraction musculaire peut rompre non-seulement les parties molles les plus résistantes, mais encore les os les plus durs, et déterminer souvent des luxations, des hernies, des déplacements de tout genre, pourquoi, nous demanderons-nous avec M. le professeur Boyer, ne pourrait-elle pas les réduire (1)?

Quoi qu'il en soit, s'il est arrivé que la Nature Médicatrice ait rarement amené une véritable guérison, c'est-à-dire un retour à l'état naturel dans ces cas; si, dans une luxation, il n'arrive jamais qu'il s'opère une réduction spontanée, il survient dans l'os déplacé et dans les parties voisines un changement de disposition qui a des rapports avec une articulation, de sorte que, bien qu'immédiatement après l'accident le membre fût dans l'impossibilité de faire aucune des fonctions dont il est chargé, il devient à la longue capable d'en remplir plusieurs (2).

Mais ce dernier phénomène n'est plus le résultat d'un acte synergique de la Force Médicatrice, comme ceux qui précèdent, et nous amène à la seconde catégorie que nous avons établie dans les faits d'intervention curatrice de la nature, quant aux maladies chirurgicales, c'est-à-dire à ses actes nutritifs. Nous allons maintenant en parler.

(1) L. Boyer, Thèse de conc. prof. Montp., 1845, p. 88-89.
(2) Lordat, De la perpét. de la méd., p. 241.

III. *Actes nutritifs médicateurs*. — C'est ici l'occasion de rappeler les paroles du professeur Lordat, que nous avons citées en commençant. Elles nous apprennent que la même puissance qui a développé l'homme et le nourrit, est aussi celle qui le conserve et répare les dégâts survenus dans l'agrégat. C'est, en effet, la Nutrition, à laquelle nos organes doivent leur développement, et l'économie sa conservation, que la Force Vitale Médicatrice met en œuvre pour la guérison spontanée des maladies chirurgicales dont l'action a porté sur l'intimité de nos tissus. Mais cette fonction générale comprend différents actes secondaires, tels que l'*absorption*, la *plasticité*, l'*assimilation*, etc. Tâchons de signaler leur intervention, isolée ou collective, pour la guérison des maladies chirurgicales de l'ordre dont nous parlons.

A. La première et la plus simple de ces actions médicatrices naturelles, dit le professeur Estor (1), est l'*absorption*. Elle s'exerce principalement, pour le but curateur, sur les corps étrangers introduits dans nos cavités ou dans le tissu de nos organes; elle agit aussi plus efficacement, dans ces cas, sur les substances molles, fluides ou gazeuses; cependant un calcul vésical a pu être rongé ou comme taraudé;

---

(1) Estor, Introd. à l'étude de la thérap. chir. — Disc. d'ouv. 1851, p. 14.

un cristallin très-dur, la pointe d'un couteau à
cataracte, un grain de plomb, ont pu être détruits
de la même manière dans l'intérieur des chambres
de l'œil (1).

L'absorption joue d'ailleurs un grand rôle dans
le ramollissement et l'ulcération des tissus, dans
l'ouverture spontanée des abcès, dans la séparation
des escarres gangréneuses, des parties affectées de
nécrose, etc. ; aussi, ces usages nombreux ont
fait appeler l'absorption, par John Hunter, *la
Chirurgie de la Nature*, et Maunoir a pu dire,
avec raison, qu'un progrès immense aurait lieu en
chirurgie le jour où l'on connaîtrait mieux le
moyen d'activer les fonctions du système absorbant.

En général, on observe que l'hydrocèle se dissipe d'elle-même chez les jeunes garçons ; dans
de tels cas, John Hunter ne prescrivit jamais
aucun mode de traitement. La science possède plusieurs exemples d'hydrocèles anciennes qui ont
disparu spontanément. Suivant A. Cooper, on a
quelques raisons d'espérer cette terminaison quand
la maladie a sa source dans l'inflammation ; et,
d'après Benjamin Brodie, la maladie se termine
ainsi assez fréquemment (2).

Il serait facile de multiplier de semblables exem-

(1) Estor, *loc. cit.*, p. 15.
(2) J. Hunter, OEuvr. complètes ; trad. Richelot, T. I, p. 512.
Paris, 1839.

ples pour prouver l'action de l'absorption dans la solution spontanée de certaines maladies chirurgicales; mais leur nombre importe moins que leur évidence, et celle-ci ne saurait être raisonnablement contestée, ni dans cet ordre de faits, ni dans les suivants.

B. Plasticité. C'est ici que la Force Médicatrice est vraiment digne de notre admiration. Semblable à la Cause Supérieure dont elle paraît dans ce cas rappeler l'intelligence et la puissance créatrice, elle forme, produit et organise, comme cette Providence cachée, tous les éléments nécessaires à notre conservation.

Une hémorrhagie a lieu, le sang s'écoule avec abondance du vaisseau lésé et s'échappe au-dehors, le malade va périr incontestablement; mais la Puissance Médicatrice intervient : une syncope a lieu. Sous l'influence bienfaisante de cette ressource extrême réservée pour un danger imminent, le sang se coagule; de là résultent des caillots destinés à opposer une digue temporaire à l'écoulement du sang; puis, ces caillots sont remplacés par un épanchement de lymphe coagulable produit par l'inflammation des tuniques vasculaires; en même temps, par suite de la loi de *dérivation*, le sang ne passe plus par le vaisseau ouvert; ce vaisseau s'atrophie, se transforme en une espèce de cordon ligamenteux, et enfin la circulation se rétablit par les vaisseaux capillaires ou les branches collatérales. Tout ne démontre-t-il pas dans cette série d'actes médicateurs, dit M. le professeur Estor (1), une harmonie bienfaisante?

Mais le sang s'est-il épanché dans nos tissus? Est-ce, au contraire, un autre liquide ou un corps étranger dont la présence est nuisible? Aussitôt la Force Médicatrice le circonscrit et l'isole, en créant un élément nouveau, dont le but est de garantir l'économie. Ainsi, des balles ou d'autres corps étrangers ont pu séjourner très-long-temps dans nos principaux organes, sans causer aucun accident, comme Delpech (2), P. Marchetis (3), Lapeyronie (4), Mareschal, La Martinière (5), Fabrice de Hilden (6), Bonet (7) et d'autres (8) en rapportent des exemples pour le cerveau, et Sabatier, Léveillé, Bidloo (9), Paré, Percy,

(1) Estor, *loc. cit.*, p. 16.
(2) Quest. de chir. Des plaies de tête, de leurs complic. et de leur trait. Montp., 1812, p. 42.
(3) *De vuln. cap.*, obs. V.
(4) Acad. des scienc., ann. 1741.
(5) Mém. de l'Acad. de chir., T. I, p. 314 et 315.
(6) Observ. de chir., cent. II, obs. 3.
(7) Biblioth. chir., cent. I, obs. 73.
(8) Observat. par MM. Viard de Montbard, Hutin, Duperthuis et Masson, de plaies de tête avec lésion et perte de substance du cerveau, sans altération des facultés intellectuelles. (*Revue méd. de Paris*, N° 15, avril 1853, p. 402 à 409.)
(9) Haller, Biblioth. chir., T. I, p. 536.

Dupuytren et M. le professeur Alquié (1) pour le rachis, la poitrine, l'abdomen et les articulations.

Citerons-nous en faveur de la Puissance Médicatrice, dans les maladies chirurgicales du cerveau, le fait si extraordinaire qu'a publié la *Gazette médicale de Montpellier* (2) ? Il a pour sujet un homme dont la tête fut traversée par une barre à mine, avec projection d'une portion considérable de pulpe cérébrale. Le malade, malgré cette désorganisation profonde survenue à la partie antérieure du crâne, fut rétabli parfaitement et sans aucune infirmité secondaire. Le doute ne peut exister pour celui qui connaît les ressources admirables dont use la Force Vitale Médicatrice ; le nom et la position de M. le docteur Fleury, qui a traduit cette observation recueillie en Amérique et l'a adressée au Rédacteur du journal que nous avons cité, sont, nous le croyons, des preuves suffisantes de son authenticité.

Quoi qu'il en soit, la *cicatrisation*, attribut de la plasticité, est aussi un des modes les plus remarquables de l'intervention de la Faculté Vitale Médicatrice pour la guérison des lésions chirurgicales. Ce n'est pas dans l'École de Montpellier, enorgueillie du génie de Delpech et justement fière des travaux exécutés par les imitateurs et les

(1) Chirurg. conserv., p. 69.
(2) Gazette méd. de Montp., No 15, novembre 1851.

élèves de ce célèbre Chirurgien , en faveur de la
réunion immédiate, que nous rappellerons l'effi-
cacité de la Force Médicatrice dans la guérison
des plaies. Nous nous contenterons de faire remarquer seulement que les principes qui ne ces-
sent de diriger ou d'inspirer les hommes éminents
chargés de l'enseignement clinique chirurgical à
Montpellier, ne sont basés en définitive que sur la
marche naturelle de la Force Médicatrice dans cet
ordre de faits. C'est par la cicatrisation obtenue
au moyen de la réunion immédiate, à la suite de
lésions étendues et graves, que la Nature nous a
appris, en effet, que ses efforts étaient plus efficaces pour la guérison des plaies que ces secours
confortatifs, *maturatifs*, *cicatrisants* , etc. , dont
on a trop long-temps accablé ses efforts et embarrassé ses mouvements salutaires.

Non-seulement la réunion des parties molles,
mais encore celle des parties dures , telles que les
os, est soumise aux mêmes lois de conservation.
Par la formation du *cal* , la Force Médicatrice
n'agit pas autrement que dans le cas précédent,
et arrive à des résultats vraiment remarquables
que l'art tenterait en vain d'obtenir, dans les
fractures compliquées , par exemple. C'est d'après
ces faits que Bilguer, Kirkland et d'autres chirurgiens disent n'avoir jamais eu recours à l'amputation, et avoir constamment réussi. M. le professeur

Alquié a réuni dans sa *Chirurgie conservatrice* un
grand nombre d'observations de cette nature où
les malades ont été guéris sans amputation (1).
Nous pourrions y joindre un cas analogue observé
par nous à l'Hôtel-Dieu Saint-Éloi, dans le service
de M. Lallemand, sur un maçon dont la jambe fut
brisée en plusieurs fragments, avec plaies, issue
des extrémités osseuses au-dehors et formation de
nombreuses esquilles : l'accident avait été causé
par la chute d'une pierre énorme. L'état du malade était très-alarmant, une abondante hémorrhagie avait lieu par une des plaies. L'amputation
fut décidée; cependant le sujet, jeune et marié, ne
faisait vivre sa famille que du fruit de son travail.
L'opération fut différée et ensuite complètement
abandonnée; le malade guérit parfaitement, sans
raccourcissement sensible du membre. Nous le
voyons souvent parcourir les rues de Montpellier
sans claudication évidente.

Enfin, la plasticité, comme mode médicateur, ne
peut-elle pas être espérée dans certaines maladies
ordinairement rebelles à l'influence d'une solution
naturelle spontanée ? Du moins, si nous ne nous
trompons, n'est-ce pas l'espoir que nous laissent les
paroles suivantes d'un homme qui s'est acquis une
si belle place dans le monde médical ? On comprend
que nous voulons parler de M. Velpeau, dont le

(1) Alquié, *loc. cit.*, p. 203-204.

scepticisme n'est toujours que le résultat d'une
longue expérience et d'une intelligente observation.

« Je l'ai dit et je le répète, dit le Professeur de
» Paris, les formations plastiques accidentelles
» m'ont paru avoir une tendance manifeste à re-
» vêtir quelques-uns des caractères de l'organe qui
» en est le siége. C'est ainsi que, dans la matrice,
» les tumeurs deviennent réellement fibreuses, au
» point de pouvoir être confondues quelquefois avec
» le tissu utérin ; c'est ainsi que, dans la prostate,
» des productions analogues présentent également
» beaucoup de ressemblance avec le tissu de l'organe
» qui entoure la racine de l'urètre ; peut-être même
» y a-t-il là une loi générale, et qu'il serait impor-
» tant d'étudier dans ses applications. On dirait
» qu'avec l'épanchement de matière plastique ou
» fibrineuse, qu'avec l'élément fibro-plastique,
» *chaque organe s'efforce d'assimiler à sa propre*
» *nature, mais sans pouvoir y arriver complètement,*
» *les créations pathologiques de son voisinage* (1). »

C. Cependant l'*absorption* et la *plasticité*, ces
deux opérations de l'acte nutritif, ne s'isolent pas
toujours, comme nous venons de le voir, en les
étudiant séparément dans la guérison spontanée
des maladies chirurgicales ; le plus souvent, la

(1) Velpeau, Mém. sur les tum. adénoïd. de la mam. (*Revue*
méd.-chir. Paris, T. IX, p. 141. Mars, 1851.)

Force Vitale Médicatrice les met simultanément en
œuvre pour arriver au même but. Ainsi , dans
l'expulsion hors de l'économie de certains corps
étrangers qui y ont pénétré violemment, ou s'en
sont détachés, comme des balles, des esquilles, etc.,
pendant qu'il se forme au moyen de l'absorption
une ulcération éliminatrice au-devant du corps
qui chemine vers la superficie cutanée , le dépôt de
la lymphe plastique et la cicatrisation s'opèrent in-
sensiblement à *tergo* sur le trajet qu'il a parcouru.

Une marche analogue est suivie par la Nature
pour la chute de certaines tumeurs, l'élimination
des escarres , celle des parties gangrénées et d'autres actes médicateurs dont font mention tous les
traités de chirurgie et que nous nous dispenserons
de décrire ici.

Tous ces faits et ceux qui précèdent, accomplis
par la Force Vitale Médicatrice que l'homme de
l'art a mission d'imiter ou de seconder dans ses
opérations, furent méconnus à une fatale époque de
la chirurgie. Mais cet oubli ignorant et grossier,
qui s'opposa si long-temps aux véritables progrès
de l'art chirurgical , grâce au génie de quelques
hommes et au talent du plus grand nombre, a fait
place maintenant à un caractère nouveau , surtout
à Montpellier, où l'étude et la thérapeutique des
maladies externes sont considérées comme des branches importantes et brillantes de la science médicale.

CHAPITRE TROISIÈME.

—

Nous avons tâché de démontrer l'intervention
de la Force Vitale Médicatrice dans la guérison
des maladies réputées chirurgicales ; il nous reste
maintenant à la signaler dans la grande classe des
maladies internes, c'est-à-dire : 1° dans les maladies aiguës ; 2° dans les maladies chroniques.
Nous l'aurons ainsi manifestée dans toutes les
parties de la science médicale, et nous pourrons
ensuite, plus facilement, formuler les lois qui la
régissent, et dont l'observation est d'une utilité
capitale pour la médecine pratique.

I. *Résistance Vitale.* — L'homme, en se sépa-
rant de la cavité utérine où il a été retenu d'après
des lois primordiales que nous n'avons pas à examiner ici, pour se placer dans le milieu nouveau
où il doit vivre, se développer et périr, ne peut
effectuer aucune de ces phases principales de sa
destinée, sans constituer des rapports nombreux
et variés avec les différents corps du monde qui
l'environne.

Bien que ceux-ci, le plus souvent, interviennent dans ces relations pour notre conservation individuelle et le jeu régulier de nos diverses fonctions, cependant l'influence de ces agents se bornerait quelquefois à des modifications nuisibles de l'économie humaine, si celle-ci n'était douée de la Force dont nous proclamons la puissance protectrice. Elle se manifeste encore, par une faculté précieuse qui fera le sujet de ce paragraphe : nous voulons parler de la *Résistance Vitale*. Dumas, contrairement à Barthez, en a voulu faire une force particulière (1). MM. Trousseau et Pidoux, auxquels nous empruntons la définition suivante, en la modifiant légèrement, la considèrent comme une *propriété* de certains êtres vivants (2). Pour nous, la Résistance Vitale est cette *faculté*, ce mode d'action de la Puissance Médicatrice, en vertu duquel l'homme persévère dans son existence jusqu'à son terme naturel, à travers toutes les causes d'altération et de destruction auxquelles il est exposé. F. Bérard en contestait la nécessité, sans pouvoir mettre en doute les faits importants et trop négligés rappelés à cette occasion (3).

(1) Dumas, Princip. de phys., T. I, p. 343, édit. 1800.

(2) Trousseau et Pidoux, Traité de thérap. et de mat. méd., T. II, p. 348, 3ᵉ édit.

(3) Doctr. méd. de Montp., p. 158. — Bérard, en admettant les faits, n'a refusé son adhésion qu'à l'admission de la Résistance Vitale comme force distincte de l'économie humaine, ainsi que

Quoi qu'il en soit, et malgré une autorité si imposante, il n'est pas besoin de grands efforts pour établir cette vérité. Elle ressort journellement de l'observation ; mais son évidence est plus grande dans certaines circonstances, où la Force Vitale proportionne son opposition à l'énergie actuelle de la cause qui l'opprime et assiège l'économie.

Nous n'entendons pas parler ici, on le comprend, de la réaction vitale pathologique, dont nous nous occuperons plus loin, et qui constitue une espèce particulière de maladie trop généralisée à une certaine époque ; nous ne voulons considérer maintenant que ce moyen de préservation dont use la Force Vitale pour empêcher l'introduction de l'ennemi au-dedans, comme disent certains praticiens dans leur langage pittoresque et plein de vérité. La maladie n'existe pas encore ; mais elle ne manquerait pas de survenir, si la Faculté Vitale que nous étudions ne déployait toute son énergie pour conjurer et prévenir ce danger. Eh bien ! dans cet ordre de faits même, qui ignore combien l'évidence plaide en faveur de notre thèse ?

l'entendait Dumas. Il ne s'explique pas très-clairement à cet égard ; c'est du moins ce que l'on doit penser, d'après sa méthode de philosopher et sa haine pour l'hypothèse et la méthode cartésienne, dont on trouve la preuve à chaque page, mais surtout dans la première partie du monument scientifique que ce génie éminent n'a pas eu le temps d'élever entièrement à la gloire de l'École de Montpellier.

Sans nous arrêter aux mille détails ordinaires
de la vie qui la prouvent surabondamment, consi-
dérons une de ces tristes époques dans l'existence
des peuples, durant lesquelles les conditions normales de cette existence ne semblent pas changées,
et où cependant la mort sévit avec une violence
terrible et moissonne de nombreuses populations
de la grande famille humaine, en épargnant d'autres. Dans les épidémies, en un mot, quand tous
les individus sont soumis à la même influence
atmosphérique et à des règles hygiéniques iden-
tiques, nous voyons un grand nombre de victimes,
sans que l'immunité des survivants puisse nous
être expliquée autrement que par la considération
de la Résistance Vitale, qui, veillant sans cesse à
leur conservation, sait les garantir contre l'action
mortelle de cette cause dont Hippocrate recon-
naissait la mystérieuse, mais fatale influence, en
l'appelant *quid divinum*.

Où trouver la raison de cette différence remarquable dans les résultats? Sera-ce dans le monde
extérieur? Mais il n'a éprouvé aucun changement
appréciable pendant un long espace de temps.
Sera-ce dans la localité? Mais elle a été la même
pour un grand nombre de sujets diversement par-
tagés. Ce ne peut être donc que chez les individus
qu'existe la raison de cette différence dans les effets
d'une même cause. La Nature humaine est une

puissance qui ne répond pas aux circonstances
extérieures suivant les lois de la causalité physique, mais suivant ses états divers ; en elle seule
se trouve la raison de cette diversité des actes. Il y
a donc chez les individus une énergie vitale variée
qui leur fait supporter souvent, sans rupture de
l'équilibre physiologique, les modifications imprimées à l'économie vivante (1).

Cette Résistance Vitale intervient non-seulement
à l'égard des constitutions atmosphériques du genre
de celle que nous avons prise pour exemple, mais
encore à l'égard des simples constitutions saison-
nières et des causes variées agissant lentement sur
l'économie. Cette dernière circonstance aurait dû
cependant favoriser les modifications morbides,
si, nous devons nous le rappeler, avec Barthez (2),
l'habitude n'entrait, comme élément, dans la production de l'énergie des Forces Vitales de l'économie. Il n'en saurait être ainsi, sans qu'il en
résulte une résistance plus grande de la part de
la Force Vitale aux causes divellentes de l'économie.

C'est, en effet, sur les forces radicales que
s'appuie la Résistance Vitale de l'individu. Gardons-nous donc de baser cette immunité sur l'état
anatomique des parties ; nous ne tarderions pas

(1) Cavayé, Thèse inaug. Montp., 1844, p. 22.
(2) Eléments de la science de l'homme, T. II, p. 168.

à être démentis par les faits. « Combien de gens
évidemment, à belle *carnation*, à frais embonpoint, à nutrition énergique, à dents bien plan-
tées, à longs cheveux, à sang plastique et immédiatement organisable, etc., et qui sont abattus
par un souffle, qui ne peuvent supporter la perte
de deux onces de ce sang si riche, qu'un bain
anéantit, qu'une frayeur fait pâmer, qui tombent
en syncope à la moindre émotion, à la vue d'une
lancette, en essuyant la douleur d'un coup reçu,
d'une brûlure légère !... » Cependant, nous ne pouvons, comme MM. Trousseau et Pidoux (1), prendre
pour mesure de la Résistance Vitale la calorifica-
tion, qui est un résultat variable, et facilement et
subitement modifiable, des principales fonctions
de l'économie. Nous préférons établir la Résistance
Vitale, si difficile à apprécier *à priori*, sur le degré
d'énergie de la constitution, état plus permanent
et pouvant en être ainsi l'expression fidèle.

Nous n'ignorons pas que quelques faits sem-
bleraient s'opposer en apparence à l'admission de
cette façon de penser. Ainsi, on le voit assez souvent, et nous avons pu l'observer nous-même
durant une épidémie meurtrière de fièvre jaune
à la Pointe-à-Pitre (Guadeloupe), les sujets qui
succombent sont généralement ceux qu'une haute
stature, des membres herculéens, une sanguifica-

(1) Trousseau et Pidoux, *loc. cit.*, p. 349.

tion riche, une assimilation puissante, semblent désigner comme possesseurs d'une somme considérable de forces radicales et d'une forte constitution. Mais, si l'on réfléchit à ce qu'est la *constitution*, on ne saurait manquer d'admettre que cette idée ne se rattache à aucun développement exagéré de l'agrégat matériel.

Cette observation a été faite par Bárthez (1), après Baillou. Le savant Physiologiste de Montpellier est loin de confondre le système général des forces avec les apparences organiques dont dépend la constitution, pour quelques Médecins. C'est la principale raison pour laquelle, dit-il, la saignée et la purgation causent plus souvent chez les domestiques, dont le corps paraît être d'un tissu ferme, des défaillances et une résolution particulière des forces.

L'expérience et la pratique justifient cette considération essentiellement vitale de la constitution, et partant de la Résistance Vitale, qui en est une conséquence. Ainsi, dans les vicissitudes de la carrière militaire, ce sont les hommes de la campagne, robustes et musclés, qui succombent à la nostalgie, aux privations; ce sont les citadins, et notamment les Parisiens, grêles et nerveux, qui se soutiennent le mieux. Les Médecins qui pratiquent dans les hôpitaux de l'armée sont appris

(1) Nouv. élém. de la science de l'homme, T. II, p. 169.

à ne pas compter sur l'organisation charnue des premiers, dont les forces agissantes, d'après la lumineuse division de Barthez, fonttoute l'énergie.

Nous pouvons donc répéter avec le savant professeur Lallemand, qu'on n'accusera pas d'idées vitalistes exagérées, « que le caractère de la constitution ne peut se déduire du développement d'un ou de plusieurs organes, ni de la manière dont s'accomplissent une ou plusieurs fonctions, mais de l'énergie plus ou moins grande du degré général des forces de l'économie (1). » A ce point de vue, la constitution se divise donc en deux types généraux, que l'expérience scientifique et vulgaire a consacrés : elle nous paraît *forte* ou *faible*. Et si nous ne craignions, pour compléter notre pensée, d'appliquer à cette distinction les idées que nous suggère un ordre d'objets différents et que nous avons déjà émises ailleurs, nous dirions : Tandis que les tempéraments et les idiosyncrasies nous semblent comme des *qualités* de la Force Vitale, la constitution résume la *quantité* ou le degré d'énergie de cette puissance (2).

Frappé de la vérité du fait que nous établissons, c'est-à-dire de la Résistance Vitale chez des sujets en apparence chétifs et faibles, mais ayant voulu.

(1) Lallemand, Des pertes sémin. invol., T. I, p. 610.
(2) Voy. notre Thèse inaug. : *Essai sur l'hérédité physiol. et pathol. chez l'homme.* Montp., 1848, p. 80.

lui-même, déduire à *priori* la force ou la faiblesse
de la constitution de certains attributs organiques,
tels que la prédominance du système sanguin,
musculaire, de l'appareil hépatique, des systèmes
nerveux et lymphatique, tandis que la force ou la
faiblesse de la constitution ne peuvent être ri-
goureusement constatées qu'expérimentalement,
M. Fouquier a exalté les avantages de la constitution faible aux dépens de la constitution forte,
en disant que la première résiste mieux aux maladies, et surtout aux maladies graves, que l'autre (1).

Nous ne pouvons, après ce qui précède, nous
associer à cette proposition paradoxale; car si,
comme ledit avec raison M. Andrieu (2), les individus qui sont doués d'une constitution faible,
telle que nous l'entendons, et par conséquent d'une
Résistance Vitale moindre, s'exposaient à l'action
des mêmes causes de maladies que ceux qui ont une
constitution forte, les premiers succomberaient
nécessairement en beaucoup plus grand nombre
que les seconds. En effet, la bonne constitution
se manifeste par le développement d'une grande
somme de Résistance Vitale, et, dans l'ordre pathologique, par une énergie considérable et bien
conduite des efforts médicateurs.

(1) Fouquier, Avantages de la constit. faible. Thès. an X.
(2) Andrieu, De la valeur des prédisp. morb. Montp., 1842,
in-4°, p. 45-46.

Nous ne saurions donc non plus admettre, d'après ces considérations, que la Force Vitale résiste dans les constitutions faibles, quoique à un moindre degré, non d'une manière active, comme nous l'avons prouvé, mais, ainsi que le dit M. Michel Levy à propos de l'habitude (1), plutôt par l'illusion et l'équivalent de la force que par la force réelle. En annulant des influences morbides, en mettant l'économie hors de l'atteinte de certaines causes, la constitution faible ne semblerait pas agir dans ces cas, mais se dispenser d'action, et se procurer l'immunité par inertie.

Une semblable pensée est évidemment fausse, car elle ne tend à rien moins, qu'à nous assimiler aux corps bruts de la nature, à nous enlever d'un trait, le plus beau, le seul attribut de la vie, l'*activité* : nous résistons, en effet, autrement que le minéral ou la pierre, si tant est qu'ils résistent.

Quelques Pathologistes ont voulu expliquer cette Résistance Vitale par un défaut de rapport d'affinité entre le dynamisme vital et l'agent modificateur; nous passons, on le voit, des tentatives physiques impuissantes, à l'application des sciences chimiques à l'économie humaine. On a essayé de tout, en effet, dans le but d'un rapprochement ou d'une *identification* impossible entre ces deux choses.

1) Michel Levy, Trait. d'hyg. publ. et priv , T. I , p. 246. 1844.

Toutefois, nous acceptons cette dernière idée dans le sens d'antagonisme de préservation pour l'économie; mais nous ne saurions la considérer avec Fodéré, comme résultant seulement d'une absence de *prédisposition*, car nous remarquons souvent, dans les individus qui succombent aux mêmes causes générales de maladies, des différences capitales à ce point de vue, et le vulgaire, dont le sens médical, quoi qu'on en dise, est quelquefois aussi infaillible que celui qui résulte de l'expérience scientifique, nous apprend que la peur est une mauvaise condition en temps d'épidémie. La science aussi a sanctionné cette observation. Or, la peur n'agit pas, nous le pensons, en prédisposant l'individu à la maladie; ce serait une *prédisposition subite*, deux mots étonnés de se trouver réunis, c'est-à-dire un non-sens. La prédisposition suppose, le terme l'indique, une disposition antérieure de l'économie, acquise avec le temps. Ainsi donc, la peur, dans la production de la maladie, n'agit qu'en mettant la Force Vitale dans l'impuissance d'une opposition efficace, en paralysant la Résistance Vitale, en affaiblissant subitement les forces radicales qui en sont une expression fidèle.

Quoi qu'il en soit de toutes ces appréciations, la Résistance Vitale est un fait aussi vrai à l'égard des individus que de certaines races qui se trouvent

souvent mélangées, dans des pays ou des villes en
proie aux maladies épidémiques et contagieuses.
D'après Fodéré, Fabrice de Hilden dit, en parlant
de la peste de Bâle, qu'elle n'attaqua que les Suisses
et épargna les Allemands, les Français et les Ita-
liens qui habitaient la même ville. Suivant Jean
Utenowe, celle de Copenhague ne sévit que contre
les Danois, respectant les Anglais, les Belges et
les Allemands. Au rapport de Degner, la dysen-
terie de Nimègue ne toucha ni aux Français ni
aux Juifs. Suivant le docteur Valli, la peste du
Levant commence presque toujours par sévir contre
les Juifs, puis contre les Grecs, et en dernier lieu
contre les Turcs. Enfin, en Amérique, les blancs
sont attaqués de plusieurs maladies qui n'atta-
quent pas les nègres; et, à leur tour, ceux-ci ont
des maux que les blancs ne contractent pas (1).

II. *Réaction Vitale*. — Mais la cause morbide,
évidente ou cachée, ne se borne pas toujours à
tenir en échec la Force Vitale Médicatrice, et à
provoquer de sa part une résistance salutaire;
souvent, pour continuer la comparaison que nous
avons commencée plus haut, l'ennemi, après un
siége plus ou moins long, parvient à s'introduire
dans la place, soit par surprise, soit en surmon-

(1) Fodéré, Leçons sur les épidém., T. I, p. 458.

tant violemment la résistance que l'assiégé lui opposait.

Une scène nouvelle se présente : d'abord, lorsque l'attaque a été énergique, la consternation, la crainte, la *stupeur* paralysent la défense et la rendent impossible; mais c'en est fait de la vie, si le sentiment du danger ne ranime cette fatale inaction, et ne fait appel à toutes les forces pour repousser les hostilités. C'est alors qu'intervient la Force Médicatrice, non pas l'arme au bras et en veillant, si je puis m'exprimer ainsi, mais activement, très-activement, pour le salut de l'économie.

Mais abandonnons ce langage figuré, qui peint exactement, cependant, l'état dont nous parlons, et tenons-nous aux faits dans toute leur aride vérité. Lorsqu'une impression ingrate résultant d'une cause morbide affecte péniblement la Force Vitale, elle manifeste cet état par une sorte d'étonnement d'abord, ensuite plus ou moins promptement, suivant la violence de la cause ou la susceptibilité du sujet, par d'autres symptômes *réactionnels* dont la *Fièvre* est le plus ordinaire et le plus fréquent. Qu'est-ce donc que la fièvre ?

La fièvre, avec tous les Pathologistes, ne peut être considérée autrement qu'un phénomène résultant des efforts auxquels se livre la Nature pour s'opposer, dans l'intérêt de l'économie, à la cause ou aux causes qui nuisent à sa conservation. En

effet, dit Voullonne (1), la Nature, qui est dispen-
satrice de tous les mouvements, étant en même
temps le siége de toutes les sensations, on ne saurait concevoir qu'elle éprouve un obstacle sans
qu'elle s'en aperçoive; ni qu'elle s'en aperçoive,
sans qu'elle s'en afflige; ni qu'elle s'en afflige,
sans qu'elle s'agite, et que, par un nouvel emploi
ou par une nouvelle direction de ses forces, elle
cherche à le surmonter.

Cette vérité, si mal comprise par les uns, paraît
avoir été sentie par les autres avec plus d'enthousiasme que de raison. Ceux-là n'ont vu dans la
maladie qu'un désordre mécanique, sans intervention des forces; ceux-ci ont avancé, au contraire,
que la maladie n'est rien au-delà de cet effet de la
Nature dont nous venons de parler, de la *Réaction.*
Tels sont Broussais et son École (2).

C'est pour avoir généralisé cette pensée : que
*la santé ne s'altère jamais spontanément, mais
toujours parce que les stimulants extérieurs destinés à entretenir les fonctions ont cumulé l'exci-
tation dans quelque partie* (3), que Broussais, qui
voulait réformer la Médecine, lui porta un si
rude coup.

Le phénomène de la réaction, que le Médecin

(1) Voullonne, Mém. cit., p. 21.
(2) Exam. des doctr. méd., prop. 85.
(3) *Ibid.*, prop. 62.

du Val-de-Grâce avait étudié, et sur lequel il s'était
hâté de bâtir sa doctrine, avec le talent qui le
distinguait, est néanmoins d'une incontestable
vérité; mais, en exagérant sa puissance et en s'ef-
forçant d'en étendre les limites au-delà des bornes
qu'indiquent l'expérience et la raison, le Réformateur s'est égaré dans le domaine de l'hypothèse
et de l'erreur, et ses principes ont eu de funestes
conséquences pour la pratique et pour l'Humanité;
car remarquez que Broussais, en ne considérant
que cet acte simple, régulier, de l'économie vivante,
qu'il nomme *physiologique,* n'attend rien dans la
maladie, ni du temps, ni de la Force Médicatrice.
« Nous ne voyons, dit-il, dans les maladies que
des affections d'organe qu'il faut dissiper complètement et avec la plus grande célérité possible (1) »;
et l'on sait bien que, pour lui, ces affections ne
sont que des inflammations, et que les moyens de
les dissiper sont des sangsues. « L'Art, ajoute-t-il,
a tout l'honneur de la cure, attendu que la Nature
n'a rien paru tenter pour l'opérer (2). » Quant à
nous, dit le professeur Lordat, nous connaissons
d'autres maladies, partant d'autres remèdes, et
nous n'oublions jamais l'adage d'Hippocrate :
Natura morborum medicus (3).

(1) Exam., p. 370,
(2) *Ibid.*
(3) Lordat, Perpét. de la méd., p. 246.

Quel est, en effet, le Médecin assez ignorant de son art pour méconnaître les efforts médicateurs de la Force Vitale dans la fièvre, dans ce mouvement général et quelquefois énergique de l'économie qui constitue la *Réaction?* C'est l'utilité de cette fièvre que signalait le Père de la médecine dans son langage concis, mais toujours profond, quand il disait que la fièvre résout le spasme : *Febris spasmum solvit.* C'est elle qu'admirait Celse, lorsqu'il écrivait : *Denique ipsa febris (quod maximè mirum videri potest) sæpè præsidio est* (1).

La fièvre est, selon la belle expression de Sydenham, le grand instrument dont la Nature se sert pour dompter la cause morbide, toutes les fois surtout que cette cause n'a pas un siége fixe, *ni une nature déterminée* (2).

Boërhaave (3), Van-Swieten (4), F. Hoffmann (5), Baillou (6), Stoll, Strack, P. Frank, Grimaud (7),

---

(1) *Medic.*, *lib.* III, *cap.* 8.

(2) Sydenham, *sect.* I, *cap.* 2. — Par ces derniers mots, le célèbre Auteur anglais distinguait le mouvement fébrile, simplement réactif, dont nous parlons, de la fièvre avec une nature déterminée, telle que nous l'admettons à l'égard de certaines pyrexies dites *essentielles* ou *spécifiques*.

(3) Consult. méd. Gœtt. 1752. 11 cas — 19. 21.

(4) *Comment. ad aphor.* 754.

(5) *De febre*, § 19.

(6) *Epidem. et ephem.*, *lib.* III. Cons. méd., I. 48.

(7) Cours des fièvres, I, chap. VI. — Voir aussi Pujol, œuv. compl., T. II. Mém. : utilité de la fièvre.

Sauvages (1), Grant (2), Fordyce (3), Ebermaier (4),
Forestus (5), Huxham (6), Cassan (7), Rœderer et
Wagler (8), etc., et d'autres en ont parlé dans le
même sens.

Enfin, c'est cette considération de l'avantage
que l'économie retire de la Réaction qui préoccu-
pait M. Pidoux lorsqu'il écrivait sa thèse, et qu'il
formulait ainsi la première loi de la Force Vitale
Médicatrice : « Une Cause morbide étant donnée,
la *Réaction organique* par elle provoquée sera d'autant plus légitime, salutaire, régulière, calculable, critique, exigera d'autant moins l'intervention de la thérapeutique, qu'elle s'accomplira par
des actes plus généraux et plus rudimentaires (9). »

(1) Nosologie.

(2) Recherch. sur les fièvr., T. II, p. 75.

(3) *The dissert. on fever.*

(4) *Vers. über das Licht.* III, § 114.

(5) *De febrib. ephem.*, obs. 8.

(6) *De febr.*, cap. II.

(7) Mém. sur le climat des Antilles.

(8) *De morbo mucoso*, sect. II, 11. — On peut aussi consulter
avec fruit, sur ce sujet, l'excellent travail de M. le doct^r Fages :
*Recherches pour servir à l'histoire critique et apologétique de la
fièvre,* 1820, in-8º, avec cette dédicace à la Fièvre, empruntée
à l'Antiquité :

FEBRI.
FILIUS GRATUS.
PRO.
PATRE. OLIM. MALE. AFFECTO.
ET.
PER. EJUS. BENEFICIUM.
SANATO.

(9) Pidoux, Thès. cit.

Nous ne reviendrons pas sur l'appréciation du travail de M. le docteur Pidoux que nous avons faite
ailleurs. Il énonce six autres lois, qui, toutes, semblent déduites de celle que nous venons de tran-
scrire et dont la vérité est inattaquable. Mais toute
la Médecine n'est pas là : les phénomènes dont elle
s'occupe ne sont ni aussi simples, ni aussi régu-
liers, ni aussi salutaires, ni surtout aussi constants que la Réaction, dont l'étude semble avoir
particulièrement attiré l'attention de l'éminent
Écrivain.

Maintenant, si nous nous rapprochons plus encore des faits, il sera facile de prouver la vérité de
la thèse que nous soutenons. Que se passe-t-il,
en effet, dans la fièvre éphémère causée chez les
fants par l'insolation, par l'introduction d'aliments indigestes dans l'estomac, dans l'application sur une partie du corps de substances caustiques ou simplement irritantes, dans une plaie
étendue résultant d'une lésion de l'agrégat matériel
par cause externe (1), mais surtout dans cet état

(1) Bien que nous ayons examiné précédemment l'intervention
de la Force Médicatrice dans la guérison des maladies chirurgicales, nous nous permettons, sans crainte, de séparer ici,
pour ces maladies, la réparation plastique telle que nous l'avons
étudiée déjà, de la réaction médicatrice de l'état général. Cette
dernière étude semble ressortir plus directement de la pathologie interne, et nous donne la preuve de l'union intime de la
Médecine et de la Chirurgie.

auquel on a donné le nom de *traumatisme*, de
fièvre traumatique, que Galien désignait par l'expression de βλαϐη, quand l'impression de la cause
avait été tellement forte qu'elle annulait toute réaction de la part de la Nature? Dans tous ces faits
et d'autres que nous pourrions citer, et qui constituent la grande famille des maladies réactives, il y
a d'abord un refroidissement plus ou moins pro-
noncé, de la pâleur, du frisson même, coïncidant
avec un pouls lent, petit et misérable, facilement
dépressible dans le traumatisme, c'est-à-dire autant de symptômes qui annoncent que la Force
Vitale a été fâcheusement atteinte ; mais bientôt
cet état fait place à un phénomène tout opposé.
La chaleur se ranime, la peau se colore sous
son influence, la circulation reprend son cours
et devient plus active et plus régulière; le pouls
est plein, dur, vif, fréquent ; le cœur bat avec
plus d'énergie (1) ; l'innervation a repris ses droits
et son influence ; enfin, tout annonce que la Vie,
que la Nature, que la Force Médicatrice, en un
mot, a réagi, a opéré une *réaction* contre l'action
morbide. Et, si cette réaction salutaire n'a pas
dépassé les limites marquées par les besoins de
l'économie, au bout de quelques jours, de quelques heures même, tout rentre dans l'ordre, et

(1) Ce sont parfois les seuls symptômes évidents, la période
de refroidissement manquant, lorsque la cause est légère.

les fonctions reprennent leur rhythme normal : la santé est rétablie.

Du reste, l'utilité de la Réaction allumée par la Force Vitale est tellement évidente, que les préceptes déduits de cet acte salutaire nous apprennent chaque jour à l'imiter dans la pratique. Dans le traumatisme, par exemple, on se garde bien de saigner au début, afin de ne pas ajouter l'action débilitante de l'évacuation sanguine à celle déjà affaiblissante de la cause morbide ; mais, au contraire, on réserve l'action de la lancette pour modérer la Réaction, si elle tend à dépasser les limites d'un mouvement salutaire ; et l'on se contente, quand tout fait supposer que la Force Médicatrice est impuissante, que les forces sont accablées, oppressées, comme disait Barthez, de les réveiller par des infusions chaudes, des applications de linges ou de fomentations à cette même température, sur tout le corps (1), et enfin de les stimuler, de les exciter par les médicaments de ce nom et par les anti-spasmodiques diffusibles.

III. *Crise dans les maladies affectives aiguës.* — Il est une classe de maladies plus vaste que

(1) Une exception doit être établie dans cette pratique à l'égard des congélations. Dans ce cas, l'expérience prescrit de n'employer d'abord que des applications dont la température se rapproche assez de celle de la partie malade, qui ne doit être réchauffée que graduellement et avec beaucoup de ménagement.

celle que nous venons d'examiner. Méconnue par Broussais, mais parfaitement indiquée par Hippocrate et surtout par Galien (1), elle est désignée dans l'école et dans la pratique sous le nom de *maladies affectives*. On ne saurait la confondre avec celle qui précède et dont elle diffère. Dans les maladies réactives, l'effet produit ou la réaction se dissipe plus ou moins promptement après l'action de la cause qui semble n'avoir agi que superficiellement ; tandis que, dans les *maladies affectives*, la cause morbide trouve un auxiliaire puissant dans la modification organique et vitale, imprimée à l'économie par les mille conditions d'hérédité, de tempérament, de constitution, etc., d'où résulte la *prédisposition* ou le premier degré de l'affection, qui elle-même fait quelquefois naître spontanément la maladie.

On conçoit que, pour le développement et la production d'une semblable disposition, il faut un concours de causes dont l'action permanente et les progrès incessants tendent graduellement à affaiblir la Force de Réaction et celle de la Puissance Vitale Médicatrice. Nous verrons, en effet, que plus les conditions fâcheuses établies dans l'économie par

(1) *Abortâ febre, licet aliquid istorum fieri non cernamus, intus tamen ejusmodi factum esse credendum est.* (Galenus, De hist. philosop.) — *Nam quod evidentes causæ faciunt, facere etiam abditæ possunt.* (Cels., De re med., lib. III, cap. 31.)

la marche envahissante de l'affection générale, tels
que dans la diathèse et la cachexie, par la nature
même de cette affection, comme dans la syphilis,
le cancer, etc., par l'énergie d'impression sur l'économie, ainsi qu'il arrive dans certaines épidémies
de choléra-morbus, de fièvre jaune, de peste, etc.,
auront été exagérées, tenaces, moins la Force Médicatrice aura de puissance pour réagir et ramener la
santé, en rendant à la vie sa régularité normale.

Cependant gardons-nous d'admettre que, même
dans ces cas, elle soit absolument sans énergie.
Non-seulement la pratique et les faits démentiraient
une semblable assertion, mais encore les observa-
teurs qui ont signalé des exemples de cette inertie
fatale ne l'ont jamais prouvée d'une manière
absolue.

Mais quelle est la marche de la Force Vitale
Médicatrice? Quels sont les moyens qu'elle emploie, et quelles limites lui sont assignées dans la
solution spontanée des maladies aiguës affectives?

La classe des maladies que nous venons de faire
connaître, et la plus considérable du cadre nosolo-
gique, comprend, en effet, toutes celles qu'on
désigne ordinairement sous le nom de maladies
générales, *totius substantiæ.* Signaler l'intervention de la Nature Médicatrice pour leur guérison
spontanée, c'est établir clairement leur début,
leurs progrès et leur terminaison, où la Force

Médicatrice est toujours apparente, soit pour s'opposer au travail morbide ou le guider dans une
direction utile à l'économie animale ; c'est décrire
leur marche et leur pathogénie, non d'après ces
divisions scolastiques et essentiellement basées sur
les degrés d'aggravation ou de diminution ; non
sur cette considération, si ce n'est fausse, au moins
inutile à la thérapeutique et à la science des indications, où il n'est tenu compte que de la force ou
de la faiblesse du mal en général ; non dans l'é-
nonciation de ces termes de *début,* d'*augment,*
d'*état* et de *déclin*, sans caractère comme sans
portée pour la pratique ; mais dans ces périodes de
la maladie, stations diverses où s'aperçoit la durée
totale de l'affection morbide, où elle se révèle par
des phénomènes spéciaux se succédant dans un
ordre déterminé et suivant des lois régulières ;
enfin, par l'étude et l'interprétation des périodes
de CRUDITÉ, de COCTION et de CRISE (1), admises par
l'École Hippocratique dans les maladies aiguës, et
que l'École Solidiste moderne a bouleversées, dit
M. le professeur Dupré, et a cherché à faire disparaître pour les noyer dans des principes généraux
vagues et sans utilité clinique (2).

(1) *Magnam cum periodis affinitatem habet erisum theoria ; si
enim stati sunt morborum decursus, cur non et solutiones?*
(Duverney, Thèses de Paris, 1719.)

(2) G. Dupré, Du rôle que joue le rég. alim. dans le trait. des
malad., p. 93. 1852.

A. Période de crudité.—Les Anciens, qui observaient attentivement les phénomènes de la maladie, ont nommé *période de crudité* le temps initial dans la marche et la formation de l'état morbide. Cette période, suivant les Médecins soidisant Physiologistes, constitue toute la maladie. Mais, pour les Pathologistes à plus large vue, il y a plus : la Force Vitale, en répondant à la provocation de la cause morbide occasionnelle, n'opère pas seulement une simple réaction du genre de celles que nous avons précédemment étudiées, elle lutte encore, suivant la direction qu'imprime à ses mouvements l'affection interne ; en un mot, elle opère aussi, indépendamment de la réaction, un acte en vertu duquel s'établit un travail particulier, une nouvelle fonction pour l'économie : c'est la maladie.

Si nous ne craignions d'introduire dans la science de nouvelles expressions à la place de celles qu'a sanctionnées le respect des siècles, nous appellerions cette première période de la maladie *période pathogénique.* C'est, en effet, celle durant laquelle l'état morbide se forme, tend à se constituer, à prendre une physionomie propre.

Mais ce travail, quel qu'il soit, ne s'opère jamais, il faut le reconnaître, dans les maladies *affectives aiguës,* sans un concours actif des forces

de l'économie, sans une réaction plus ou moins
vive. En effet, la période pathogénique, appelée
période de crudité à cause de la comparaison qui
en fut faite avec la première phase de l'acte digestif, alors que les aliments conservent encore leur
nature propre et n'ont pas subi les modifications
qui doivent les assimiler à notre propre substance,
la période de crudité, disons-nous, est donc toujours manifestée par la *fièvre*.

A l'égard des maladies purement réactives, nous
avons déjà étudié la fièvre, et nous l'avons considérée comme un caractère qui nous instruit du
degré d'action des forces de l'économie animale et
de la puissance d'opposition de la nature contre la
maladie. Maintenant, dans les maladies affectives
aiguës, nous pouvons, jusqu'à un certain point,
faire l'application de cette donnée, pour comprendre l'intervention de la Force Médicatrice dans
la période de crudité.

Quand l'affection primitive de laquelle dépend
la fièvre n'est pas facile à déterminer d'une manière exacte et précise, sans que, pour cette
raison, ce défaut d'appréciation puisse infirmer
l'existence de cette cause de la fièvre, nous disons
que *la fièvre est essentielle*. Aussi, dit avec raison M. Castel (1), comme la source de la distinction que les auteurs ont établie sous le titre de

(1) Castel, Analys. crit. de la nosol. philos., p. 28.

fièvre essentielle et *fièvre symptomatique,* ne vient que de ce défaut d'appréciation étiologique, on pourrait les traduire par celles-ci : *fièvre dont la cause est connue* et *fièvre dont la cause est cachée.*

Nous devons conclure de ces considérations générales, et des raisons importantes sur lesquelles elles s'appuient, que la *fièvre,* dans les maladies aiguës affectives, n'est rien moins qu'un caractère essentiel de ces maladies auxquelles on a donné le nom de *fièvre,* et ne peut, dès-lors, être considérée que comme un phénomène accidentel, c'est-à-dire un acte vital opposé à la cause provocatrice morbide dont elle est en quelque sorte indépendante, et que la Force Médicatrice la produit dans l'intérêt de l'individu : *Febris potiùs morbi remedium quàm morbus ; febris naturæ curationem moliens instrumentum* (1).

Ce caractère médicateur de la fièvre que nous

(1) **Thèses de Paris,** 1743, 1747, 1761, 1778. — On pourrait, si nous n'étions pas bien compris, nous faire le reproche de ne pas croire à l'existence des fièvres essentielles ; c'est-à-dire d'une nature déterminée. L'expression de *fièvre essentielle* n'est qu'un langage qui flatte notre ignorance sur la connaissance de la cause cachée de la maladie : il n'y a pas d'effet sans cause. Mais tandis que celle-ci, plus superficielle, peut-être, et plus simple dans les maladies réactionnelles, donne lieu à des phénomènes analogues, dans les maladies affectives, au contraire, entée plus ou moins profondément sur les conditions intimes et cachées de l'économie qui la modifient et l'altèrent, elle produit des résultats particuliers appelés *essentiels.* Mais, dans l'un et l'autre cas, la Force Médicatrice intervient pour la combattre au moyen de la fièvre.

avons étudié dans les maladies simplement réactives, se retrouve également dans la période initiale des affections dont nous parlons. C'est la fièvre,
en effet, qui leur imprime cette acuité dont doit
résulter la solution spontanée, en préparant efficacement le travail de la coction. Ces raisons étaient
plus que suffisantes pour la recommander au respect de tous les grands praticiens, quand sa manifestation était normale, régulière et en rapport
d'intensité avec la cause qui l'avait produite et les
forces du sujet.

Aussi Celse (1), Galien (2), Arétée (3), Palla-
dius (4) et tous les Médecins de l'antiquité qui mar-
chaient sur les traces d'Hippocrate, ont-ils vanté la
médication par la fièvre. Cette idée philosophique
se retrouve encore dans les écrits de Platon (5),
Sénèque (6) et Aulugelle (7). Sydenham nous
apprend que la fièvre est comme un instrument dont
la Nature se sert dans les maladies affectives pour
opérer une dépuration : *Febris ipsa Naturæ instrumentum quo partes impuras à puris secernat* (8).

(1) *De re med.*, *lib.* II, *cap.* 8.
(2) *Comm. in Hippocrat.*
(3) *De morb. acut. sign. et caus.*, *lib.* I, *cap.* 7. — *De morb.
acut. curat.*, *lib.* 1, *cap.* 4.
(4) *Sinopsis de febribus*, *cap.* 26.
(5) **Timée.**
(6) *De irá*, *lib.* I, *cap.* 12.
(7) *Noct. attic.*, *lib.* XVII, *cap.* 12.
(8) *Obs. de morb. acut.*, *sect.* I, *cap.* 4.

Boërhaave (1), Van-Swieten (2), Strack (3), P. Franck (4), Reil (5), que nous avons cités déjà à propos de l'utilité de la Réaction simple, tiennent le même langage. Enfin, Fincke (6), Pujol (7), Grimaud (8), Bordeu (9), Dumas (10), et bien d'autres dont nous pourrions ici faire connaître les noms et les ouvrages, si en pareille matière le nombre n'importait moins que l'autorité, ont proclamé l'effet avantageux de la fièvre dans les maladies aiguës affectives, comme dans les réactives.

Toutefois, dans cette période de crudité, dans cette phase d'irritation où, comme dit Richter, les forces de la nature luttent contre celles de la maladie, sans qu'on sache qui l'emportera : *Quin vel oppugnantis morbi, vel vindicantis naturæ opus sit* (11); dans ce moment plein d'obscurité pour le diagnostic et pour l'homme de l'art, tant les forces du mal et celles de la nature semblent se mêler ! Dans ce premier stade, dit Clerc (12),

(1) *Oratio de medici honore servit.* Lugd. Batav. 1731, in-4o.
(2) *Comment. ad aphor.* 593.
(3) *Observat. de feb. inten., lib.* I, cap, 2.
(4) Méd.-prat., vol. I, 3, 18.
(5) *Memorab. clin. fasc.* 4.
(6) *De salub. febris in morb. chron.* Hallæ, 1772.
(7) *Loc. cit.*
(8) *Loc. cit.*, vol. I, chap. 8.
(9) Malad. chron., part. I, § 19.
(10) Mém. sur la fièv., etc. Montp., 1787.
(11) Richter, *loc. cit.*, p. 166.
(12) Hist. natur. de l'homme, T. II.

l'action et les réactions se tiennént en échec, s'équilibrent, sont égales; mais bientôt, quand l'issue de la lutte doit être heureuse, la fièvre, qui s'éteint peu à peu, annonce que la Force Médicatrice a vaincu. Alors commence une seconde période, durant laquelle un travail plus efficace s'élabore et manifeste une tendance salutaire : c'est la *période de coction*.

B. *Période de coction.* — On a donné différentes acceptions à ce mot : en physique, on a désigné ainsi l'action soutenue de la chaleur sur les matières animales ou végétales; en physiologie, les Anciens entendaient par *coction* cette suite de transformations par lesquelles un aliment crû se change en matière vivante, en organes vivants. En pathologie, ce mot est devenu une expression métaphorique, empruntée aux phénomènes précédents pour caractériser, d'après les Humoristes, les changements qu'éprouve ce qu'ils appelaient la *matière morbifique* avant d'être éliminée ou assimilée : ils pensaient aussi que ces changements n'avaient lieu qu'au moment de l'*état,* ou de la violence de la maladie, et ils avaient désigné ce moment de la marche générale de l'affection pathologique par le nom de *période de coction.*

Mais, si nous acceptons le fait de la coction des maladies comme une vérité sanctionnée par l'ex-

périence et l'observation des siècles , nous ne pouvons nous montrer aussi faciles sur l'explication
entachée de positivisme que les Anciens nous en
ont donnée.

Reconnaître que le travail de coction s'opère sur
une matière morbifique afin de l'éliminer , d'en
débarrasser l'économie , ce serait émettre une
grossière hypothèse, sans fondement comme sans
portée , puisque , dans la plupart des maladies
aiguës, cette prétendue cause nous est parfaitement
inconnue ; ce serait aussi donner une certaine
physionomie de certitude matérielle à cette partie
de la science étiologique souvent obscure pour
nous ; ce serait, enfin, forcer les analogies qu'on a
voulu établir entre la physiologie et la pathologie.

Le travail qui s'opère au moment de la coction ,
phase véritablement salutaire, auquel on devrait
donner le nom de *période médicatrice*, n'est donc
pas une opération qui s'exécute sur une matière
concrète nuisible. Non , suivant l'Humorisme bien
compris , c'est-à-dire , d'après la Doctrine Hippocratique, la maladie ne résultant pas d'une cause
humorale quelconque , mais au contraire l'humeur pathologique étant l'effet de la maladie , on
ne saurait considérer cette humeur que comme un
produit de l'acte morbide, une élaboration de la
Force Médicatrice, à l'époque dite de *coction*.

Un exemple nous permettra d'être mieux com-

pris. Les maladies inflammatoires , localisées ordinairement dans le système vasculaire et ayant un
retentissement si sensible sur l'appareil sanguin,
se jugent le plus souvent par des hémorrhagies,
des sueurs, des urines sédimenteuses, etc. Les
affections dont le rapport est plus marqué avec
l'appareil gastrique abdominal, se terminent quelquefois par des vomissements, mais plus particulièrement par des évacuations alvines ; les urines
abondantes deviennent avantageuses dans certaines circonstances. Tous ces liquides, qui renferment, au dire de certains Humoristes, la cause
pathologique, sont expulsés avec des caractères
anormaux qui décèlent un changement, si ce n'est
dans leur nature, du moins dans leur qualité,
leur densité, etc., etc.

Est-ce à dire pour cela que, dans chacune des
affections que nous venons de nommer, le sang, la
bile, la matière des sueurs, les urines étaient les
éléments qui, par leur présence, nuisaient à nos
organes? On ne saurait raisonnablement s'arrêter
à cette idée. Cette évacuation d'humeurs, que nous
étudierons plus loin, mais surtout la modification
introduite par la coction dans leur qualité, et qui
nous intéresse ici, ne peut être attribuée qu'à
un travail particulier et insaisissable, opéré néanmoins par la Force Médicatrice, suivant des lois
primordiales et pour la conservation de l'individu.

Du reste, quelle que soit l'idée à laquelle on s'arrête, soit qu'avec l'École Hippocratique on considère l'humeur évacuée comme un effet de la maladie, ou, qu'avec moins de vraisemblance et de raison, on envisage l'état pathologique comme dépendant d'une matière morbifique concrète, en se pénétrant bien, par l'étude et l'observation, de l'importance de la période de la maladie dont nous parlons, on ne peut méconnaître son caractère dynamique, et en elle un des actes les plus admirables et les plus salutaires de la Force Vitale pour la solution spontanée.

C'est à cette source féconde que les Médecins instruits, mais particulièrement ceux attachés au Naturisme, dont Stahl et ses disciples ont exagéré la puissance, sont venus puiser leurs plus vrais et leurs plus utiles enseignements. C'était aussi dans la savante et profonde observation de ces phénomènes où se développent la puissance et l'énergie conservatrice de la Force Médicatrice, que l'immortel Praticien de Cos venait s'inspirer ; c'est sur la marche et le développement de cette *période de coction* qu'il basait sa sage et prudente expectation, et cette réserve thérapeutique dont il donne le précieux exemple dans sa pratique :

Πεπονα φαρμακευειν καῖ κινεειν μὴ ὠμὰ μηδὲ εν αρχῆσιν, ἢν μή οργᾶ. Τὰ δὲ πλειστα οικ ὀργᾷ.

« Il ne faut évacuer et troubler qu'après la coction, et non pendant la crudité, ni au commencement, à moins qu'il n'y ait orgasme; mais le plus souvent il n'y en a pas (1). » Ce précepte d'Hippocrate n'a été et n'est encore que trop méconnu de nos jours, dans l'intérêt des malades!

Chacune des périodes que nous venons d'examiner se caractérise par des symptômes propres. Ainsi, la crudité, phase de spasme et d'irritation, s'annonce généralement par la dureté du pouls, la sècheresse, l'aridité générale de la peau et des muqueuses : il y a, en un mot, dans cette période, une suppression complète ou partielle de toutes les excrétions; la soif est plus vive, les urines décolorées, les déjections alvines rares et âcres quand elles ont lieu; un sentiment d'anxiété, d'oppression, de malaise accompagne la fièvre.

Cet état se soutient, dit Boërhaave, tant que les premiers symptômes de la maladie persistent avec la même vigueur, et à plus forte raison tant que le même trouble des fonctions intérieures subsiste et augmente. Lorsque, après un temps plus ou moins long, cette matière maladive, comme dit M. Pariset (2), a été changée par les actions assimilatrices ou séparatrices; si de *crue* et d'irritante elle devient *cuite;* si le travail dont il s'agit la sépare pour la rendre mobile, c'est-à-dire propre

(1) *Aphor.* 22, *lib.* I.
(2) **Pariset**, Dict. des scien. méd., **T. V**, p. 411.

à l'évacuation, ou bien, si elle est en partie assimilée et en partie mobile, et si, à raison de
cette mobilité, les mouvements intérieurs par
des lois de conservation incompréhensibles, mais
réelles, la dirigent vers tel ou tel émonctoire, la
poussent vers la peau, les poumons, les reins, le
ventre, etc., pour la dissiper au-dehors sous forme
de sueurs, d'éruption, de crachats, d'urines, de
selles, etc. ; si les vaisseaux s'ouvrent pour lui
donner issue par des hémorrhagies ; si la nature
l'accumule dans un foyer sous forme d'abcès
(maladie nouvelle, qui a elle-même ses temps de
crudité et de coction), etc. ; alors, ajoute le même
Auteur, tous les symptômes alarmants diminuent,
la fièvre cesse, il y a *coction*, ou, comme le disaient
les Anciens en d'autres termes, il y a *maturation*,
pépasme.

Néanmoins, dans certains cas, ce travail de
coction n'aurait aucune utilité pour l'économie,
s'il n'était suivi et complété par la troisième période que nous avons admise dans l'état morbide,
c'est-à-dire la *crise*, proprement dite.

C. Période de crise. — C'est en vain que quelques Systématiques, dédaignant avec Van-Helmont
les données de l'expérience et méconnaissant la
période critique dans les maladies, ont refusé le
titre de médecin à quiconque ne sait pas guérir

sur-le-champ ; c'est en vain que quelques autres,
aussi aveuglément amoureux de leur art, se sont
persuadé que cette phase pathologique, vraie au
temps où vivait Hippocrate, n'est plus qu'une
erreur ou une illusion à notre époque. Il suffit
d'opposer à ceux-ci les paroles de Baglivi que nous
avons citées en commençant ; quant aux premiers,
ils ne peuvent ignorer que Piquer, Espagne (1),
Dulaurens, L. Rivière, Sennert, Bordeu, Barthez,
Fouquet, Lherminier, Landré-Beauvais (2), Bricheteau (3) et bien d'autres, en France ; Forestus,
Boërhaave, Van-Swieten (4), en Allemagne ;
Sydenham et Grant, en Angleterre ; enfin, Hoffmann, De Haën (5), Zimmermann (6) et tous les
grands Praticiens, que nous pourrions facilement
ajouter à ceux qui précèdent, ont démontré l'évidence de la crise dans les affections aiguës.

Cependant, il faut le reconnaître, la doctrine
des crises, qui comprend les périodes de crudité et
de coction, est une des questions les plus difficiles
et les plus élevées qui aient été soulevées en médecine. Aussi Bordeu, qui en avait sondé toute la

(1) Traité des fièvres, p. 134 et suiv. ; trad. Montp., 1776.
(2) Séméïotique, 3e édit., p. 518 et suiv.
(3) Mém. sur la crise et les jours crit., et la nécess. de tenir
compte de leur infl. Broch., 1849.
(4) Loc. cit., Comment. in aphor. 587 et 741.
(5) Ratio med., pars I, cap. IV.
(6) De l'expér. en méd., T. I.

profondeur et toute l'obscurité, disait que pour terminer cette question sur laquelle on a long-temps discuté, et d'une si grande importance en médecine-pratique, il fallait *un esprit au-dessus du commun* (1). Il l'agitait lui-même avec une sage réserve. Une insuffisance autrement puissante que celle qui arrêtait le spirituel Écrivain, nous conseille, on le comprend, la même conduite. Toutefois, si l'explication du phénomène a soulevé des difficultés dans l'esprit de Bordeu et de ceux qui l'ont tentée, il n'en est pas de même du fait : il n'a été contesté par aucun Praticien, et son observation est aussi pour nous un motif de conviction.

Hippocrate, le premier qui nous ait parlé de *crise* dans les maladies, avait établi sa physiologie sur un état particulier de l'économie qu'il appelait *crase*, et qui dépendait d'une disposition normale des humeurs, ce qui constituait la santé (2). La maladie survenait quand cette crase des humeurs était troublée, et durait jusqu'à ce que, par un effort naturel, la Force Médicatrice l'eût apaisée. Or, ce succès, dont la coction était un moyen, n'était complet que lorsque la crise s'opérait et s'effectuait par différentes voies.

Hippocrate ne donnait donc le nom de *crise* qu'à l'évacuation qui se manifestait et aux mouvements

(1) Bordeu, *loc. cit.*, p. 252.
(2) OEuv. d'Hipp., trad. Littré. *Introd.*, T. I, p. 446.

vitaux qui la préparaient immédiatement; Galien, au contraire, conservait ce nom à tout le mouvement médicateur et spontané depuis la réaction fébrile. Il rapportait plus particulièrement l'évacuation critique à l'influence de la lune, et la considérait comme nécessaire au rejet d'une cause morbifique matérielle.

Ses idées ont été suivies par la plupart des humoristes anciens. Nous ne reviendrons pas sur cette étiologie grossière, dont nous avons parlé en commençant et à propos de la coction; mais nous croyons qu'elle a beaucoup nui à l'adoption de la période critique.

Ce caractère matériel et tangible donné à la cause morbide, objet de l'élimination critique, et la difficulté de la saisir dans les matières évacuées, ont suscité de graves oppositions à ce mode de solution des maladies. Parmi les dissidents, nous citerons surtout Reil, qui disait à la fin de ce siècle : *Doctrina de coctionibus et criticis evacuationibus, quemadmodùm eam medicorum scolæ tradunt, omninò ad hypotheses easque futilissimas pertinere censeo* (1).

Cependant Reil lui-même, si explicite dans son opposition, ne fait que modifier l'opinion générale sur les crises, en admettant que ce mouvement

(1) *Joan. Christ. Reil. memorab. clin., med.-prat.*, **T. II, fasc. IV,** p. 148. Hallæ, 1792.

doit être étendu aussi aux solides ; de ces considérations il déduit les solutions critiques sans évacuations, et donne pour exemple les maladies nerveuses, qui, comme on le sait, ont été jusqu'ici considérées comme des maladies sans matière, et constituant le plus souvent des affections chroniques.

Néanmoins l'opinion de Reil n'est pas sans fondement, si l'on réfléchit que, dans ces maladies (maladies nerveuses), l'évacuation critique importe moins, comme véhicule, si nous pouvons nous exprimer ainsi, que comme résultat du travail de coction opéré sous la direction et avec le secours de la Force Vitale Médicatrice.

Le rejet de la cause morbifique hors de l'économie, avec la matière critique créée exprès à cet effet, est donc une idée que rien ne porte à admettre. Nous demeurons plutôt dans le vrai en disant, contrairement à ce qui a été écrit, sur la période critique, par des auteurs tels que MM. Landré-Beauvais (1), Coutanceau (2) et Andral (3), que la coction est un travail particulier et inexplicable de la Force Vitale Médicatrice pour la solution spontanée de la maladie, dont la crise est le dernier terme et la terminaison.

On nous fera, sans doute, le reproche de ne

(1) *Loc. cit.*
(2) Dict. en 30 vol., T. IX, p. 305, art. *Crise.*
(3) Andral, Thèse de conc. agrég. In-4°, Paris, 1824.

rien expliquer sur la crise, par cette définition vague et générale. Mais explique-t-on mieux, avec les données ordinaires, le calme qui survient chez une personne vivement impressionnée et émue, après qu'elle aura répandu quelques larmes? Est-ce que dans cet état moral, ayant plus d'analogie qu'on ne croit avec la disposition morbide, on aura la prétention de croire que la cause a été éliminée avec les pleurs qui ramènent le bien-être? On ne peut dire autre chose, si ce n'est que les pleurs étaient nécessaires à rétablir l'état normal.

Quoi qu'il en soit, que l'on considère la crise comme la fin d'un travail particulier pour la guérison spontanée de la maladie, ou qu'on l'envisage comme un effort de la Nature pour chasser de l'économie une cause matérielle morbifique, dans un cas et dans l'autre elle apparaît toujours comme le résultat de l'action de la Force Vitale Médicatrice.

Quelques auteurs ont considéré la crise comme un simple et dernier symptôme de la maladie, soit que celle-ci se termine par un retour à la santé, ou qu'elle dégénère en une autre maladie (1). Cette considération n'a pas prévalu, et, généralement,

(1) Les auteurs désignent ce dernier changement sous le nom de *métastase*, et le considèrent en général comme le résultat du transport de la prétendue matière morbifique d'un point à un autre de l'économie. Nous avons déjà surabondamment exprimé notre pensée à l'égard de cette hypothétique matière morbide. Nous ne verrions donc aucun inconvénient à considérer la métastase

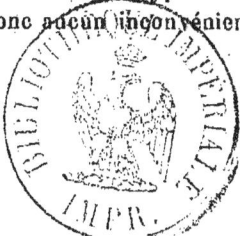

la *crise* est demeurée synonyme d'une opération salutaire de la Nature. On a ensuite observé deux espèces de crises salutaires. Les premières sont ordinairement précédées et accompagnées de symptômes alarmants : ainsi, dans le temps que le malade éprouve les agitations les plus vives, une fièvre très-forte, une grande chaleur, un délire frénétique, la maladie est quelquefois subitement terminée, jugée, comme disait Hippocrate, par une abondante hémorrhagie nasale ou toute autre évacuation. Les crises salutaires de la seconde espèce se font ordinairement sans que les symptômes de la maladie paraissent s'aggraver dans le temps qu'elles s'opèrent ; les évacuations utiles qui sont produites durent souvent plusieurs jours, jusqu'à ce que la maladie soit entièrement terminée. C'est cette terminaison heureuse qui s'observe très-souvent dans les inflammations de poitrine, quand une médication intempestive n'est pas venue troubler la marche de la maladie (1).

suivant les lois de sympathie du corps vivant, et quelquefois du principe signalé par Hippocrate dans son 46e aphor. (2e sect.) :

Δύο πόνων ἅμα γινομένων μῆ κατὰ τον αὐτὸν, ο σφοδροτεροσ ἄμαυροῖ τον ἕτερον.

Cette loi, comme le dit, avec raison, M. le docteur Chrestien, ne se borne pas aux différentes douleurs que peut éprouver un sujet, mais embrasse tous les travaux qui ont lieu dans l'économie. (Chrestien, *De l'immunité et de la susceptibilité morb., au point de vue de la clin. méd.* 1852, p. 18.)

(1) Ce dernier motif nous fait comprendre pourquoi M. Bouillaud

M. Landré-Beauvais, pour éviter toute confusion, a proposé de conserver le mot de *crise* aux évacuations avec mouvement vital exagéré, et d'appliquer le nom de *lysis* aux crises lentes et partielles. Nous pensons, au contraire, que ce terme ne doit être appliqué et ne s'applique, en effet, qu'à la terminaison spontanée de ces maladies qui disparaissent sans évacuation apparente. Autre preuve que le travail médicateur critique ne consiste pas seulement dans l'évacuation de la matière morbifique.

Les crises ont été divisées aussi en régulières et irrégulières, complètes et incomplètes, etc., etc., désignations qui entraînent avec elles leur explication et leurs développements.

Il faut conclure de tout ce qui précède, que la doctrine de la crudité, de la coction et des crises

observe si rarement la crise dans les fluxions de poitrine, qu'il jugule impitoyablement et qu'il poursuit de saignées coup sur coup. Ceux qui n'ont pas usé et abusé, comme lui, de la lancette, ont pu recueillir de nombreuses observations qui prouvent incontestablement le pouvoir de la Force Médicatrice pour la solution spontanée des phlegmasies aiguës du poumon. Nous nous contenterons de citer, à cet égard, l'éminent éditeur des *Fièvres* de Grimaud, Demorcy-Dellettre, dont le remarquable travail résume sur ce point les idées de l'Antiquité *. Quant aux modernes, on peut consulter avec fruit, sur l'*inutilité de la saignée dans la pneumonie*, le mémoire de M. le docteur Dietl, de Vienne, dont une analyse a été publiée dans le journal de M. Malgaigne **.

* J.-B.-E. Demorcy-Dellettre. Thèse inaug., in-4°. Montp., an XI.
** De l'inutilité de la saignée dans la pneumonie, par le docteur Dietl, de Vienne. — *Journ. médico-chir. de Paris*, T. IX, p. 33 (Juillet 1851).

est un fait d'observation et depuis long-temps admis dans la science. Il n'est pas moins évident, pour nous, que ces trois périodes de la maladie résultent de la part que prend la Force Vitale à la médication de l'état morbide, et démontrent incontestablement l'influence de la Puissance Médicatrice pour la solution de l'affection pathologique.

Comment le méconnaîtrait-on, lorsque nous voyons nos méthodes les plus heureuses et les plus rationnelles, en thérapeutique, basées sur cette considération si féconde et si pratique?

C'est aussi à cette triple source de la marche et du développement morbide, qu'Hippocrate puisait ses idées si exactes sur la *prognose*, c'est-à-dire cette connaissance générale de la maladie, tant dans les phénomènes antérieurs que dans ceux qui allaient survenir, cette association savante du diagnostic et du pronostic que la science moderne a séparés ; c'est cette doctrine qui avait donné à Galien une si grande assurance dans cette dernière branche des connaissances médicales, et lui permettait d'annoncer, au grand étonnement des méthodistes, cette hémorrhagie nasale critique qui soumit l'ignorance de ses confrères à sa sagacité et à son talent ; c'est, enfin, l'étude des périodes de la crudité, de la coction et des crises, qui donne une triple et solide base à la science du pronostic et des indications, et répand, comme dit

Richter, quelque chose de divin sur la science des maladies : *Tria illa præsagii medici instruendi momenta, quibus ars nostra nihil divinius habet, cruditas, coctio et crisis* (1).

Nous n'entrerons pas dans le détail des signes qui annoncent l'accomplissement des actes critiques, ni des différentes voies que la Force Vitale Médicatrice se choisit pour arriver à son but ; nous ne parlerons pas non plus longuement des jours critiques qui furent le sujet de vives et longues discussions, et dont l'observation est tombée main-tenant dans une indifférence complète.

On ne saurait méconnaître, cependant, que non-seulement la Force Médicatrice choisit les voies par lesquelles elle peut opérer facilement la solution spontanée de l'affection aiguë, mais encore que sa marche régulière et déterminée s'effectue à des jours marqués. Pourquoi ne l'ad-mettrait-on pas à l'égard de la Force Vitale Médi-catrice, lorsque tant d'actions s'opèrent dans nous périodiquement, comme, chez les femmes, le flux menstruel, comme le besoin des excrétions, des nourritures à heures fixes, ou comme les révolutions des âges, la durée de la gestation, etc., etc. ? Pourquoi les mouvements fébriles n'au-raient-ils pas des mouvements déterminés ? Ne le voyons-nous pas dans les fièvres intermittentes

(1) Richter, *loc. cit.*, T. III, p. 165.

tierces et quartes, si régulières dans le retour des accès (1) ?

Avouons toutefois que, s'il est facile à un esprit non prévenu d'observer l'existence des crises et d'en reconnaître la réalité dans les maladies dont la marche est régulière, il n'en est pas de même des jours critiques, à cause de l'impossibilité où se trouve souvent le médecin de savoir l'époque précise du début de l'affection, sur lequel le sujet ne donne le plus ordinairement que des renseignements vagues, ou bien encore à cause de l'obscurité que jette sur la marche de la maladie une médication contre-indiquée et le plus souvent intempestive.

De là des contradictions nombreuses, et qu'il serait trop long de rapporter, sur la manière de compter ces jours et sur leur réalité et leur importance critique : contradictions qui s'expliquent quelquefois cependant par les exemples allégués en faveur de la non-existence des jours critiques de la part des médecins qui leur sont le plus opposés, et choisis dans certaines classes de maladies, comme la fièvre maligne ou l'apoplexie, par exemple, qui évidemment ne suivent pas les règles ordinaires. Aussi gardons-nous de croire que la Force Vitale Médicatrice intervient toujours, comme nous venons de l'exposer, dans toutes les maladies

(1) J.-J. Virey, Dict. des sc. méd., T. XXVI, p. 445, art. *Jours critiques.*

aiguës affectives, pour leur solution spontanée. Il
en est de rapidement mortelles, soit par une cause
inhérente au sujet, soit par la violence avec
laquelle agit la cause morbide. Dans ces cas, la
Force de réaction ou de puissance conservatrice
est si rudement atteinte, si promptement frap-
pée, que toute action médicatrice de sa part
devient impossible. La vie est subitement et radicalement éteinte. Telles sont ces morts promptes,
causées surtout, en temps d'épidémie, de peste,
de fièvre jaune, de choléra, etc., chez des sujets
pleins de santé en apparence et saisis loin de leur
domicile, dans les rues et pendant les occupations
que nécessitent leurs affaires : *Sed et magni,*
quorum furore vitales sedes confestim occupante,
oppressa Natura nihil in corporis sui tutelam mo-
litur. Ita tetrœ pestis adflatus quosdam ex sanis-
simis et nihil periculi metuentibus, in viâ correptos
celeriter instinxit (1).

D'autres fois la Force Vitale Médicatrice est
impuissante encore contre la maladie. Dans ces
cas, elle ne devient pas tout-à-coup inhabile et
sans utilité pour le salut de l'économie; mais cette
faiblesse s'acquiert peu à peu, à mesure que
l'affection fait des progrès et s'infiltre dans l'économie. C'est ce qui arrive dans les maladies diathésiques, ou, comme les appelle le professeur

(1) Richter, *loc. cit.*, p. 167.

Lordat, dans les *maladies indéfinies* (1). Il semble
alors véritablement que la maladie et la Force
Vitale Médicatrice soient deux champions qui s'ob-
servent et résistent également pendant un temps
où semble durer encore la santé. On dirait que
celle-ci n'est que la résultante de deux forces
égales et contraires agissant en sens opposé. Mais
si, progressivement, l'affection a gagné en puissance tout ce qu'a perdu en force la Faculté Vitale
Médicatrice, la maladie se manifeste. Alors elle
devient chronique, à moins que, par des circonstances étrangères ou fortuites, comme la production d'un état aigu, ou bien un effort sublime,
la Force Médicatrice, en rallumant une fièvre
salutaire, ne vienne mettre fin à la maladie dia-
thésique (2).

Les maladies chroniques peuvent donc se terminer heureusement par les seuls efforts de la
Nature Médicatrice; tâchons d'en donner les raisons, en nous appuyant de quelques exemples.

IV. *Crise dans les maladies affectives chroni-*

(1) Lordat, De la perpét. de la méd., p. 194.
(2) Un récent exemple de cette solution vient d'être publié par
M. Sirus-Pirondy, chirurgien en chef de l'Hôtel-Dieu de Marseille. Il s'agit d'une femme souffrante depuis long-temps d'une
affection scrophuleuse, avec tumeur blanche abcédée au genou
gauche et guérie radicalement par une atteinte de choléra grave.
(*Revue thérap. du Midi*, N° du 20 mars 1852, p. 138 et suiv.)

ques. — Qu'est-ce qu'une maladie chronique ?
A cette question quelques Médecins modernes
s'empresseraient de répondre : C'est une maladie
qui a duré plus de quarante jours ; tandis que
d'autres, moins exigeants en apparence, pousse-
raient jusqu'au 60ᵉ jour la limite assignée à la
maladie avant qu'elle atteigne à la chronicité.

Il est évident, pour celui qui réfléchit et qui
observe, que cette définition incomplète et res-
treinte ne peut s'appliquer au genre de maladie
dont nous avons à parler maintenant. En effet,
combien d'affections dont le caractère aigu s'observe même au-delà du 60ᵉ jour de leur développement ! Combien d'états pathologiques aussi qui,
au début, sont essentiellement chroniques ! Il faut
donc chercher ailleurs que dans la durée totale
seulement, la différence qui se manifeste entre ces
deux grandes classes de maladies, celle qui les
range dans l'une ou l'autre des deux larges divisions établies en nosologie, qui leur imprime,
enfin, le caractère d'*acuité* ou de *chronicité*.

Ce caractère distinctif et radical se dessine dans
la physionomie propre qui résulte de la force et de
la rapidité d'évolution des phénomènes des maladies aiguës, et dans la lenteur, la nonchalance,
la faiblesse, la débilité particulières à l'état chronique. La maladie chronique est donc celle dans
laquelle la durée est plus longue, il est vrai, mais

où les symptômes aussi sont moins prononcés,
moins vifs , moins accentués, plus languissants.

Plusieurs causes peuvent produire cette inertie
fâcheuse de la chronicité : 1° la nature même de la
maladie qui peut naître essentiellement chronique ;
2° les dispositions natives ou acquises du sujet,
telles que les conditions d'hérédité, d'habitude,
etc. ; 3° la négligence du malade, la privation ou
le défaut de soins; 4° enfin, une médication aveugle ou inopportune dans les cas morbides soumis
à l'observation.

L'état particulier du sujet est une circonstance
favorable, non-seulement au développement de la
maladie en général, mais encore à sa prolongation
indéfinie dans l'économie qui la recèle. Personne
n'ignore les modifications profondes et durables
imprimées au corps vivant par la multitude des
agents hygiéniques au milieu desquels nous pui-
sons les éléments immédiatement nécessaires à
notre existence. Quelquefois les dispositions nouvelles qui en résultent, lentement acquises, mais
solidement établies, affectent des rapports d'existence tellement intimes avec les divers états pathologiques dont nous pouvons être accidentellement
atteints et les secondent si merveilleusement dans
leur prolongation et leur durée, qu'ils semblent
avoir pris droit de domicile, et l'on ne peut que
très-difficilement en débarrasser l'économie vivante.

Cette conséquence est surtout fréquente chez les individus nativement faibles, d'une constitution primitivement chétive ou acquise à la suite de maladies successives, de longues privations, de souffrances morales, de travaux pénibles, d'une alimentation peu ou point réparatrice, etc., causes qui ont complètement ruiné la santé et dérangé l'harmonie de l'état normal; mais la gravité est particulièrement augmentée quand la chronicité est la conséquence d'une condition morbide native, d'une disposition pathologique héréditaire. C'est alors que l'art est appelé à lutter, le plus souvent sans succès, contre un état morbide dont le germe a été transmis avec le sang de l'un ou de l'autre parent et quelquefois de tous les deux. Dans ces cas rebelles à la thérapeutique, la cause morbide s'est infiltrée dans toutes les parties de l'économie : les solides, comme les liquides, en ont été profondément modifiés, elle semble faire partie intégrante de l'individu, et constitue même quelquefois une des conditions nécessaires à la prolongation de l'existence et à l'exécution de certaines fonctions. C'est, dans ce cas, une véritable habitude pathologique, ainsi que Raymond de Marseille nous en a cité de nombreux exemples (1), et elle ne saurait être supprimée sans un danger réel pour

(1) Dominique Raymond, Traité des malad. qu'il est dang. de guérir. Paris, 1816.

le sujet : ce sont , comme on le dit vulgairement ,
des ennemis avec lesquels il faut savoir vivre.

Dans ces circonstances , il faut reconnaître aussi
que la nature propre de la maladie est le plus
souvent la cause qui favorise puissamment la
chronicité. Dans ces maladies , primitivement et
essentiellement chroniques , bien qu'elles affectent
quelquefois quelque acuité dans leur marche , le
développement des effets se prononce profondément. Elles ne résident pas seulement , comme les
RÉACTIVES, dans les forces superficielles de la vitalité, si nous pouvons nous exprimer ainsi ; mais,
à l'exemple des AFFECTIVES , dont elles font partie,
elles ont porté leur action sur l'économie tout
entière : *totius substantiæ*. Dans les maladies chroniques de la nature de celles dont nous parlons,
l'infiltration morbide dans l'agrégat vivant semble
remonter à la période initiale elle-même. Aussi
ces circonstances donnent-elles à ces maladies
un caractère de ténacité qui désole le médecin ,
rend l'art le plus souvent impuissant et leur a valu
la désignation de maladies *incurables* en thérapeutique, et en nosologie l'épithète d'*indéfinies* que
leur a appliquée M. le professeur Lordat (1) : tels
sont le cancer, la syphilis , etc.

Enfin , deux autres causes peuvent aussi donner
indirectement lieu à la chronicité dans les mala-

(1) Lordat, De la perpét. de la méd., p. 194.

dies : c'est la négligence du malade et la médication intempestive, le défaut ou l'exagération des
secours thérapeutiques.

Dans le premier cas, une confiance aveugle dans
les secours de la Nature laisse progresser la maladie
et ne s'oppose point aux tendances vicieuses qui
résultent de ce progrès nuisible (1). La Force
Médicatrice, qui n'a pas été aidée dans le travail
de réparation qu'elle a essayé et pour lequel elle
se montre maintenant impuissante, peut moins
encore par ses seuls efforts quand le mal a duré
quelque temps : il ne fait alors que se prolonger
davantage, et devenir de plus en plus chronique.

D'autres fois c'est de l'impuissance de l'art,
c'est de l'exagération dans ses procédés thérapeutiques, c'est de la multiplicité et de l'inopportu-
nité des moyens artificiels que résulte le danger, la
chronicité de la maladie. Alors la marche régulière de la fonction pathologique a été troublée ; la
Nature, accablée, pour ainsi dire, sous le nombre
et le poids des armes accumulées pour la secourir,
ne peut pas s'en servir utilement en face du mal.
Affaiblie ou gênée dans ses mouvements, elle ne

(1) « Qui ne sait », dit le savant Bibliothécaire de notre Faculté
de médecine, « que bien des maladies ne deviennent plus ou moins
promptement mortelles, que parce que les médecins, appelés trop
tard, n'ont pu alors employer efficacement les remèdes qui, plus
tôt, eussent été réellement utiles. » (H. Kühnhòltz, *Cours d'hist.
de la méd.*, p. 78.)

peut réagir efficacement, et ne tarde pas à être vaincue.

La conséquence de cet échec est la chronicité, nous l'avons dit. Nous venons d'en signaler les principales causes ; mais il est évident que toutes ont un résultat identique : c'est la durée prolongée de la maladie, la lenteur de ses principaux phéno-mènes symptomatiques, lenteur produite par l'af-faiblissement radical et graduel de la Force Vitale Médicatrice. Elle est loin, bien loin, en effet, de cette réaction prompte et efficace manifestée dans les maladies purement réactives. Là, une sensi-bilité intacte et physiologique rendait vive et instantanée la sensation vitale, et permettait à cette Réaction d'être prompte et salutaire. La Force Médicatrice est loin encore de cette marche régu-lière, périodique et curative qu'elle affectait dans la maladie affective aiguë, de ce travail fonctionnel et médicateur qui, par l'élaboration de la *coction* et l'*évacuation critique*, conduisait à la solution spontanée. Dans la maladie chronique, au con-traire, tout est lent, morne, presque insensible. La cause a pénétré peu à peu dans l'économie, et chacune de ses actions isolées n'ayant pas été assez puissante pour déterminer de la part de la Force Vitale une répulsion active et médicatrice, leurs conséquences réunies et collectives rendent main-tenant impossible toute manifestation efficace.

Néanmoins gardons-nous de croire que, dans les maladies chroniques, la Force Vitale Médicatrice soit absolument et constamment impuisante. Les observations nombreuses de Médecins distingués, parmi lesquels nous pouvons compter Bordeu et Dumas, viendraient s'opposer à l'admission de cette proposition contraire aux faits et aux données pratiques de la science.

Bordeu, qui n'a pas développé l'histoire des crises dans les spécialités qui les constituent, mais qui s'est contenté d'établir les principes de cet effort admirable de l'économie sur des bases inébranlables, en fait le parallèle avec l'action excrétoire des glandes, et le signale dans les maladies chroniques par de nombreux exemples (1).

Dumas, qui se montre injuste à l'égard du spirituel Écrivain, en disant qu'il s'est borné à des assertions vagues sur la manière dont les crises peuvent s'opérer dans les maladies chroniques, nous apprend aussi que celles-ci se terminent spontanément par quatre voies différentes : 1° l'évacuation spontanée du sang ou de quelque humeur; 2° la formation des dépôts et des abcès qui modifient et transportent les matières dont la présence entretient ces maladies; 3° le développement d'une affection contraire à celle dont la maladie chronique se compose et qui tend à la combattre par

(1) Bordeu, *loc. cit.*, T. II, p. 797 et suiv.

son opposition ; 4° la succession d'autres maladies qui font disparaître les affections précédentes en les remplaçant (1). Adoptons, avec quelques développements, les divisions établies par cet illustre Professeur de l'École de Montpellier.

A. L'évacuation spontanée du sang ou de quelque autre liquide de l'économie n'est due, selon nous, dans les maladies chroniques, qu'à un travail critique, dont la période de coction a échappé à l'observation, à cause de la lenteur et de la faiblesse avec lesquelles elle s'opère dans ces maladies.

Cette évacuation, à laquelle on a attaché plus spécialement le nom de *crise*, et qui n'est, comme nous l'avons déjà démontré, que le dernier terme de l'élaboration médicatrice, amène une détente favorable dans les maladies chroniques où dominent le spasme, l'irritation et le resserrement. Ces évacuations spontanées se font par divers organes suivant une proportion convenable, corrigent ainsi les mouvements irréguliers des Forces Vitales et rétablissent l'ordre naturel de leur distribution et de leur exercice. Enfin, un autre genre d'utilité par lequel les évacuations peuvent servir de crise aux maladies chroniques, c'est d'enlever, dit

(1) Ch.-L. Dumas, Doctr. gén. des malad. chron., 2ᵉ édit., T. I, p. 179 à 182.

Dumas, les fluides et les matières dont la présence et la reproduction entretiennent ces maladies (1).

B. Aussi, la formation des dépôts et des abcès salutaires dans les maladies chroniques ne peut-elle être attribuée, d'après nous, qu'au même travail critique dont le produit, n'ayant pu être évacué par les voies ordinaires de la Nature, se porte et se fixe sur différents organes. Nous n'envisageons donc pas, d'après ce principe, la matière morbide au même point de vue que certains Pathologistes. Elle n'est pas pour nous la cause de la maladie, elle n'en est que le produit ou plutôt le résultat de l'élaboration médicatrice opérée par la coction : moyen de résolution spontanée, dont l'influence est aussi évidente dans les affections chroniques que dans les aiguës.

Pour dissiper les doutes qui pourraient s'élever dans quelques esprits sur ces deux ordres de faits, il suffirait de rappeler les exemples cités par Stahl (2), Hoffmann (3), Baglivi (4), Piquer (5) et Pinel (6), qui prouvent que la manie, la mélancolie, l'hypochondrie, l'hystérie, l'épilepsie et d'autres maladies spasmodiques ou nerveuses,

(1) Dumas, *loc. cit.*, **T. I**, p. 182-186-190.
(2) Stahl , *Dissert. de mot. tonic. vital.* 20. Theor. med. ver.
(3) Hoffmann, *loc. cit.*, I, 409-410.
(4) Baglivi, *loc. cit.*, *lib.* II, *cap.* IX. 80.
(5) Piquer, *Prax. med.* Amstel., 1775. 22.
(6) Pinel, Trait. sur l'alién. ment. ou la manie. 266.

durant depuis longues années , ont rapidement
cédé à des évacuations critiques de différente
nature. Les mêmes observations ont été faites par
Morgagni (1), Thomas Bartholin (2), Fabrice de
Hilden (3), le Prof^r Lordat (4) et d'autres Médecins
célèbres, à l'égard des mêmes affections ou d'autres plus spécialement humorales ou chroniques.

C. Mais de tous les modes critiques qu'emploie
la Nature pour la solution spontanée des maladies
chroniques, le plus remarquable est certainement
le développement d'une affection contraire à celle
dont la maladie est formée : telle est le plus souvent l'utilité de la *Fièvre*. Nous nous sommes assez
longuement étendu sur l'avantage de ce phénomène morbide pour nous dispenser d'en parler
ici ; néanmoins, on ne saurait trop le redire pour
ceux qui considèrent ce moyen médicateur comme
toujours à craindre et devant être sans cesse combattu, de toutes les affections qui peuvent se développer à l'avantage des maladies chroniques,
« il n'en est point dont l'effet soit plus assuré et
plus puissant que celui du mouvement fébrile (5). »

(1) Morgagni, *De sed. et caus. morb.*, I, *epist.* 8.
(2) Thom. Bartholin , *Hist. anat. curios.* , *cent.* II , *hist.* 97.
312-12. Amst., 1654.
(3) *Fabricii Hildani observ. et curat.*, *centur.* II , *obs.* 9.
(4) Lordat, Traité des hémorrhagies, p. 212.
(5) Dumas, *loc. cit.*, T. I, p. 220.

Cependant, la fièvre n'est pas indistinctement utile dans toutes les maladies chroniques. Celles où elle se montre le plus souvent efficace s'annoncent par la langueur et l'atonie : la circulation y est lente, paresseuse, comme dit Pujol (1); la chaleur du corps est habituellement au-dessous de la température normale ; les humeurs s'embarrassent dans les capillaires; il y a des stagnations dans les mailles du tissu cellulaire, ou des épanchements de sérosité dans les principales cavités. L'hydropisie, la paralysie, les hémorrhagies passives, les scrofules sont dans ce cas.

Les maladies chroniques où l'irritabilité et la mobilité nerveuse sont très-prononcées et constituent le fond même de l'état pathologique, trouvent aussi leur solution dans la production spontanée de la fièvre. En effet, dans les maladies nerveuses idiopathiques, *sine materie*, où l'éréthisme et la discordance nerveuse ne dépendent pas d'une affection primitive à laquelle la fièvre peut être utile aussi suivant son génie particulier, que se passe-t-il généralement? Dans toutes ces affections qu'on est convenu d'appeler *maux de nerfs*, *état nerveux*, *spasmes*, *vapeurs*, etc., le système nerveux qui préside aux fonctions naturelles et aux principales opérations de l'économie vivante, étant détourné par diverses causes mor-

(1) Pujol, *loc. cit.*, T. II, p. 22.

bides, dont nous n'avons pas à nous occuper ici,
de l'objet principal de ses opérations ; l'innervation
viscérale, n'ayant plus de but, ne trouvant plus à
consumer son activité dans un exercice normal et
régulier, suscite dans l'économie mille troubles
consistant en sensations et en mouvements vicieux
et désordonnés (1). « Alors, dit Pujol (2), le *genre
vasculaire* semble languir et perdre de sa vigueur
naturelle, dans le temps que le genre nerveux est
surchargé de vie et de mobilité. La fièvre, dans
ces cas, en augmentant l'énergie vasculaire et celle
des fonctions assimilatrices qui en dépendent,
rétablit entre les deux systèmes l'équilibre qui a
été rompu. » Ce but heureux peut être atteint quelquefois, d'après Dumas (3), par une simple aug-
mentation de l'énergie vitale, d'où résultent le
sthénisme, la douleur et l'irritation inflammatoire,
et assez souvent l'excès d'absorption et le mouvement fluxionnaire qui agissent de la même façon.

L'utilité de la fièvre dans les maladies chroniques, suivant le mode que nous venons d'indiquer, résulte de l'observation la plus simple de
l'homme malade. Elle abonde en faits qui attestent
la vérité de cette loi posée par Hippocrate (4),

(1) Trousseau et Pidoux, *loc. cit.*, T. I, p. 58.
(2) Pujol, *loc. cit.*, T. II, p. 53.
(3) Dumas, *loc. cit.*, T. I, p. 211.
(4) *A convulsione aut distensione nervorum vexato, febris acce-
dens morbum solvit.* (Aphor. 57, sect. IV.)

proclamée ensuite par Sydenham (1) et admira-
blement reprise par MM. Trousseau et Pidoux.
« Aussi, disent ces deux habiles Écrivains, il n'est
peut-être pas en physiologie, en pathologie générale, en médecine-pratique, de fait plus grand,
plus culminant et plus fécond que celui formulé en
plusieurs endroits des OEuvres d'Hippocrate, et
sur lequel ce grand homme revient avec une sorte
de complaisance qui prouve combien il en mesurait
l'étendue et la profondeur. Quelle portée dans cette
simple observation : Sanguis moderator nervorum !
Comme, de suite, elle a eu ses fruits, lorsque
Hippocrate en a déduit cette conséquence si vraie
et si large, qu'on est embarrassé de dire laquelle
des deux, de l'observation première ou de la conséquence, est principe ou application, tant l'une
et l'autre embrassent de faits : Febris spasmos
solvit (2) ! »

Mais, suivant la judicieuse observation de
Pujol (3), il faut que la fièvre, pour amener la
solution spontanée des maladies chroniques, ne
soit autre chose, comme cela arrive souvent, qu'un
conatus naturæ, un mouvement plus ou moins
véhément, mais simple et régulier, que fait la
Force Vitale Médicatrice, qui cherche, par ce

(1) Sydenham, *Opera medica*, T. I, p. 266.
(2) Trousseau et Pidoux, *loc. cit.*, T. I, p. 55.
(3) Pujol, *loc. cit.*, p. 72.

moyen qu'il sait mieux gouverner que nous, à se
débarrasser de la maladie chronique en suscitant
la coction et la crise. Aussi doit-on s'assurer si la
fièvre qui survient pendant le cours des maladies
chroniques nerveuses, n'est pas un effet immédiat
de la cause même de ces maladies, devenue plus
intense et plus irritante. Dans ce cas, cette fièvre,
qui ordinairement est du nombre des lentes,
n'offre rien que de symptomatique et tend natu-
rellement à augmenter le danger de l'affection primitive. Quelquefois encore cette fièvre est essentielle, c'est-à-dire existant *per se*, comme disent
les Anciens. Sa cause affective, qui existe, nous
est seulement inconnue ; elle peut être différente de celle qui a produit la maladie chronique.
Toujours aiguë et plus ou moins dangereuse par
sa nature, cette fièvre concomitante, ainsi que
l'appelait Torti, devient incomparablement plus
nuisible par la mauvaise disposition du sujet.

D. Cependant, véritable moyen médicateur,
cette fièvre essentielle peut être comprise quelquefois dans ce que dit Dumas de la succession
d'autres maladies qui font disparaître les affections
précédentes en les remplaçant. Les maladies chroniques pour lesquelles ces affections rapides sont
une crise naturelle qui les termine promptement,
peuvent se rattacher aussi, dans ces cas, à la

grande loi d'antagonisme morbide. La succession
et la transformation des maladies, aussi bien que
l'antagonisme pathologique, récemment exposé par
la plume intelligente de M. le professeur Fuster (1),
sont deux questions trop vastes et trop complexes
pour que nous nous permettions de les traiter dans
ce travail où elles manqueraient de lumière et
d'espace. Nous nous bornons donc à signaler seulement le parti que la Force Médicatrice retire de
la formation de nouvelles maladies pour la solution des affections chroniques, que ces maladies
soient opposées ou non par leur nature à celles
qu'elles ont pour but de faire disparaître de l'économie.

Toutefois, les maladies nouvelles dont nous
venons de parler ne sont réellement efficaces que
lorsqu'elles participent des caractères du genre
inflammatoire simple, et que, localisées, elles siè-
gent sur des organes moins essentiels à la vie que
ceux atteints par l'affection primitive. Les engor-
gements lymphatiques, les tumeurs froides, les
congestions muqueuses, comme dit Dumas (2),
les excroissances charnues, les vieux ulcères, les
phlegmasies lentes, sont principalement celles où
ces inflammations sont salutaires.

_____

(1) Fuster, Des antagonismes morbides, des applicat. que l'on
peut en faire en thérapeutique. In-8o, Montp., 1848.
(2) Dumas, *loc. cit.*, p. 216.

C'est par cette opposition naturelle et les dispositions nouvelles imprimées à l'économie, qu'on
peut s'expliquer l'influence salutaire des âges,
de la puberté, de la grossesse, des saisons, des
climats, etc., et, en général, des modifications
capitales subies par l'organisme vivant et assez
antipathiques à certaines maladies chroniques,
pour produire la guérison spontanée. Mais, il
faut le dire, ce résultat heureux que poursuit la
Thérapeutique, le plus souvent sans succès, n'est
quelquefois que la conséquence de l'énergie plus
grande imprimée à la Force Vitale par ces différentes causes ou d'autres, tels que l'exercice et le
mouvement. Aussi Sydenham, ce grand et habile
observateur, était si bien convaincu de la vérité que
nous avançons, qu'il a dit que celui qui décou-
vrirait un remède vraiment fortifiant et digestif,
aurait, dans le traitement des maladies chroniques, des succès qui l'étonneraient lui-même et
dépasseraient de beaucoup ses propres expérances.
Dica eum qui remedium ad hanc intentionem (ROBO-
RANDI *et* DIGERENDI) *satisfaciendam potentissimum
invenire poterit, longè majora in sanandis morbis
chronicis præstare posse, quàm ipse se posse exis-
timet* (1).

(1) **Sydenham**, *Tract. de podag.*

CHAPITRE QUATRIÈME.

—

I. Après ce qui précède, on pourrait supposer que nous sommes convaincu de l'inutilité absolue de l'art en Médecine, si nous ne nous empressions d'établir quelques réserves aux principes généraux que nous avons énoncés, et qui démontrent jusqu'à l'évidence l'existence et l'intervention de la Puissance Médicatrice dans la solution de la plupart des maladies.

Nous l'avons déjà dit avec Rivière, et nous répétons encore les paroles de cet immortel Praticien : « La Force Vitale Médicatrice n'est pas toujours efficace. » Elle succombe, hélas ! bien souvent dans la lutte qu'elle a à soutenir pour le maintien de notre existence ; elle faiblit parfois, sans céder entièrement ; elle s'égare, enfin, et se perd dans la voie qu'elle doit prendre pour arriver au but qu'elle se propose. Dans tous ces cas, c'est à l'art à la soutenir, à la guider : la Nature est la boussole indiquant la route que nous devons parcourir ; mais elle ne dispense le vaisseau ni des efforts, ni de l'expérience, ni de l'attentive observation du pilote.

L'art doit donc intervenir pour faciliter à la Nature la tâche salutaire que la Providence lui a assignée(1); et, puisqu'il ne saurait être un auxiliaire aveugle de la Force Médicatrice sans compromettre ses secours en les rendant inutiles ou dangereux, nous ajouterons quelques mots sur la conduite qu'il doit tenir pour le bien de l'Humanité, autant que dans l'intérêt de ses véritables progrès et de sa propre dignité. Car, dit M. le professeur Bouisson : « Les principes d'une science pratique ne conservent généralement leur valeur que dans une sphère bornée d'application, mais ils s'affaiblissent lorsqu'on les pousse jusque dans leurs dernières conséquences (2). »

La Science Médicale, avons-nous dit, a été divisée en deux grandes branches, établies pour faciliter l'enseignement et la pratique. Cette division, sur laquelle nous nous sommes expliqué, bien que ne pouvant être admise d'une manière très-absolue, puisque la Pathologie est une comme la vie, doit être surtout conservée quand on considère les faits d'intervention de la Force Médicatrice. Dans les maladies externes ou particulièrement du ressort de la Chirurgie, le diag-

(1) *Natura est jussus Dei*, a dit Van-Helmont.
(2) Des succès et des revers en chirurgie, p. 15. Montp., 1844.

nostic, en général, peut être porté avec plus de précision (1), les phénomènes sont plus apparents, l'application des sens plus facile, et, comme le disait Voullonne (2), le principe morbifique ou l'état morbide plus saisissable. Dans ces cas, l'art peut et doit intervenir, soit pour faciliter à la Nature le travail réparateur auquel elle va se livrer, soit pour réprimer ses tendances vicieuses, soit pour rendre sa marche plus régulière. Mais n'oublions pas que, même alors, c'est la Nature qui guérit ; l'art ne fait que rendre la solution plus facile, en aidant la Force Médicatrice par les moyens que l'expérience lui fournit. Dans les *lésions anatomiques*, dans les *difformités,* il y a des indications curatives qui exigent des actes mécaniques (taxis, diérèse, synthèse) dont l'art doit se charger ; il les remplit au moyen d'opérations, de manœuvres, d'appareils, qui appartiennent à son domaine particulier. Les actes vitaux spéciaux qui accompliront la guérison réelle proviennent de la Nature seule ; l'art intervient pour les provoquer lorsqu'ils

(1) Nous n'ignorons pas le déplorable mais utile inventaire des erreurs chirurgicales avouées qu'a fait M. Bérard, chargé par le jury d'un concours de remplir cette tâche. Devant nous abstenir de détails, nous nous sommes placé au point de vue le plus général, et nous ne croyons pas nous être trompé en croyant à la précision plus grande du diagnostic chirurgical, comparé à la même branche de la médecine interne, malgré les modernes secours apportés par le stéthoscope et le plessimètre.

(2) Voullonne, *loc. cit.*, p. 24-27, édit. Paris, 1792.

manquent, pour les maintenir dans de justes limites, et les mettre en rapport avec le résultat que
l'on veut obtenir (1).

Nous n'entrerons pas dans le détail analytique
des faits d'intervention de l'art chirurgical pour
aider la Nature; ce que nous avons dit dans le
deuxième chapitre de ce Travail nous en dispense
suffisamment. En effet, partout où nous avons
signalé l'impuissance de la Force Vitale Médicatrice,
nous avons supposé la possibilité d'un recours
à l'art; cependant, afin d'être plus précis, nous
ajouterons que la Force Médicatrice, qui peut seule
mettre un terme dans un temps plus ou moins
long à la plupart des maladies réputées chirurgicales, a besoin de l'intervention de l'art pour
abréger la durée du travail réparateur, et épargner
au malade la douleur inséparable de la plupart de
nos lésions organiques.

Dans les plaies des parties molles avec ou
sans complication, dans les fractures simples ou
accompagnées de lésions graves, la Thérapeutique
chirurgicale a le droit légitime de se montrer
l'auxiliaire de la Nature pour établir les conditions
physiques telles que l'œuvre de la cicatrisation
s'accomplisse sans trouble, que l'opération plastique se succède et s'achève sans irrégularité; son
rôle aussi doit être actif, pour éviter les désordres

(1) **L. Boyer**, *loc. cit.*, p. 164.

fonctionnels dont la gravité pourrait compromettre le résultat désiré.

La Nature, avons-nous dit, ne réduit pas les luxations; celles-ci réclament donc l'intervention chirurgicale, qui maintient aussi les parties dans leur position normale.

L'art chirurgical s'est enrichi de recherches très-importantes, de procédés tout-à-fait nouveaux, par lesquels on triomphe de lésions ordinairement au-dessus des ressources de la Nature, et contre lesquelles l'art était presque impuissant à une époque très-rapprochée de nous : on comprend que nous voulons parler de la ténotomie, des appareils employés dans l'art orthopédique, etc., etc. (1).

Nous avons montré comment agit la Nature pour l'ouverture des abcès, l'expulsion des corps étrangers, la guérison de certaines tumeurs et de productions nouvelles, etc., etc. : — l'art imite les procédés lents employés dans ce but par la Force Médicatrice, et arrive plus promptement au même résultat que celle-ci, par les ponctions, la torsion, l'arrachement, la ligature, les caustiques et les diverses applications locales.

Les fistules peuvent se guérir spontanément par le rapprochement de leurs parois, le retour de l'embonpoint, l'inflammation adhésive et suppu-

(1) Voy. Delpech, Humbert, Guérin, Pravaz, Serre, etc. — Boyer, *loc. cit.*, p. 153.

rative, etc., etc.: la Chirurgie vient avec avantage au secours de la Nature, qui se montre ici le plus souvent impuissante (1).

Enfin, dans l'hémostasie et la guérison des anévrysmes, l'art imite les procédés de la Nature. L'hémostasie naturelle dépend de la coagulation du caillot, de la compression que le sang épanché exerce sur le vaisseau, de la contraction des tuniques vasculaires, de l'enroulement de la tunique externe, de l'organisation de la lymphe plastique qui cicatrise la plaie ou produit l'oblitération de la cavité artérielle. L'art provoque la formation du caillot et l'action tonique du vaisseau ouvert par les styptiques, les absorbants, les réfrigérants: ces derniers modèrent aussi le mouvement sanguin.

Le Chirurgien a recours à la compression, à diverses manœuvres qui opposent d'abord un obstacle mécanique à l'écoulement sanguin, et excitent l'épanchement de la lymphe plastique et ses heureuses conséquences. C'est ainsi qu'agissent la ligature, la torsion, la division et le refoulement des tuniques internes, etc. (2).

Aussi, la Thérapeutique chirurgicale interviendra dans les maladies qui précèdent, et ne les livrera pas à la conduite de la Nature; elle secondera les efforts de celle-ci, toutes les fois que l'état morbide

(1) Boyer, *loc. cit.*, p. 154.
(2) *Ibid.*, p. 158.

sera parfaitement connu, qu'elle aura les moyens
de l'attaquer, et que ces moyens n'y substitueront
pas un danger plus grand que celui que pourrait
occasionner la maladie (1). En suivant ces sages
préceptes, l'art chirurgical pourra marcher sans
danger dans la voie du progrès à la recherche des
moyens qui rendront son intervention de plus en
plus sûre, et il écartera, comme sans fondement
légitime, toutes les opérations de complaisance ou
trop hardies, entreprises souvent par le Chirurgien
moins dans l'intérêt de ses malades que dans le
désir d'une vaine gloire ou d'une renommée que
rien ne justifie, si ce n'est l'empressement aveugle
avec lequel elle a été recherchée.

C'est surtout dans une classe particulière de
maladies que la Thérapeutique chirurgicale doit
se montrer très-circonspecte et très-réservée, si ce
n'est entièrement expectante: nous voulons parler
des affections diathésiques et de nature spécifique
contre lesquelles l'expérience n'a pas encore offert
sans contestation des moyens assurés de succès.
Nous avons conquis le mercure contre la syphilis;
mais la guérison du cancer est encore livrée aux
chances plus que douteuses du couteau chirurgical.
Cependant, lorsque cette terrible maladie a pénétré les moindres molécules de l'économie, a
infecté tous les liquides du corps humain, l'homme

(1) Voullonne, *loc. cit.*, p. 28.

de l'art peut-il se flatter de la combattre avanta-
geusement parce qu'il en aura fait disparaître
momentanément le siége principal et le plus appa-
rent ? Si de vaines prétentions suggéraient une
réponse affirmative à cette question, l'expérience
serait là pour la démentir et l'improuver : la
maladie, reproduite sur d'autres points de notre
frêle machine et la détruisant avec plus de force
et d'énergie, viendrait nous démontrer ce que
peut dans ce cas l'intervention chirurgicale, et
la condamner à une inaction complète ou du
moins borner ses secours impuissants, en les con-
fondant avec ceux qu'offre la Thérapeutique des
maladies internes.

II. Dans la grande famille des maladies du ressort de la Médecine proprement dite, nous avons
distingué celles qui ne semblent porter que sur le
système des forces agissantes, et n'être produites
que par un effort de la Force Vitale Médicatrice,
sans retentissement profond sur l'économie dont
elles n'ont pas modifié la manière d'être normale
pour y substituer une nature particulière : telles
sont la réaction simple, la fièvre éphémère, la
fièvre traumatique simple, la fièvre inflammatoire
ou synoque non putride des anciens, etc., etc. (1).
Dans toutes ces maladies, avons-nous dit, la Nature

(1) *Voy.* Grimaud, Cours des fièvres, T. II, p. 1-69. 2e édit. 1815.

intervient d'une manière habituellement efficace
au secours de l'économie, et termine la scène morbide sans l'intervention de l'art. La Thérapeutique
médicale n'a donc rien à faire où la Nature peut
tout par elle-même ; son devoir est de s'abstenir et
d'attendre.

Mais il n'en saurait être tout-à-fait de même
dans les maladies différentes de celles qui précèdent et qui semblent se présenter avec une nature
déterminée et particulière. Bien que nous ne
sachions pas en quoi consiste cette modification
intime, et que notre observation doive se borner
aux seuls effets qu'elle nous présente, la Thérapeutique médicale a le droit d'intervenir pour les
prévenir, s'il se peut, les modérer quelquefois et
les rendre moins nuisibles. Toutefois, le médecin
doit se garder d'interposer ses secours inconsidé-
rément, de peur de contrarier la Nature dans ses
opérations, en croyant s'opposer simplement à la
cause morbifique. Il y a une telle liaison entre ces
deux parties du problème clinique, qu'on ne saurait exiger trop de réflexion, de discernement et
d'expérience, de la part de celui qui entreprend la
guérison d'une maladie. Le Praticien instruit s'ap-
pliquera donc à connaître parfaitement le temps
dans lequel il doit intervenir. « Il est un temps,
une époque, un moment court, passager, fugitif et
pressant, dit M. le professeur Golfin, où l'inter-

vention de l'art devient indispensable pour placer
la Force Médicatrice dans la disposition favorable
au développement de ses actes curateurs. Si ce
moment n'est pas promptement saisi, l'action trop
énergique, ou trop faible, ou trop irrégulière, de
cette Force, accroît l'intensité de la maladie, et il
survient des lésions physiques et organiques qui
sont plus ou moins rapidement mortelles (1). »

La sphère de l'opportunité thérapeutique, dans
les maladies internes du genre de celles dont nous
parlons, ne saurait donc s'étendre, on le comprend facilement, à toutes les phases de l'acte
morbide qui se développe dans l'économie. Toutes
les différentes parties du phénomène pathologique
ne sont pas également des sujets d'indication et
des occasions favorables d'agir, puisque l'occasion,
par elle-même, suppose un temps déterminé et
rapide durant lequel l'art peut et doit intervenir,
mais qui ne se représente que rarement, quand
par défaut d'observation, imprévoyance ou impé-
ritie, on l'a laissé échapper.

Ce temps très-court, propre à l'action légitime
de la Thérapeutique interne, se présente, suivant
nous et d'après les divisions que nous avons re-
connues dans l'évolution du fait morbide, à une
époque très-rapprochée de son début, lorsque,

(1) H. Golfin, De l'occas. ou de l'opport. en mat. de thérap.,
p. 11. 1839.

manifestement, la Force Médicatrice s'oppose avec
activité à l'établissement et à la constitution de la
maladie. A cette période d'irritation, on peut aider
rationnellement la Force Médicatrice et la guider
vers son but curateur, soit en affaiblissant par des
moyens reconnus propres à cet effet sa susceptibilité trop prononcée, soit au contraire en la sti-
mulant, en développant les ressources dont elle
peut heureusement faire usage ; mais, au-delà de
ces limites tracées par l'expérience et la saine raison, nous pensons qu'une certaine expectation est
nécessaire, afin de laisser la Nature libre dans les
mouvements qu'elle opère pour mener à bonne fin
la coction et la crise. Durant la première de ces deux
périodes, le rôle du véritable Praticien est l'observation réfléchie, afin de ne placer ses secours qu'à
bon escient ; mais, quand la coction a été accomplie
par la Nature, bien mieux que nous ne pourrions
le faire par tous nos moyens physiques ou
médicamenteux, on peut et on doit seconder la
Nature, en la guidant dans les voies qu'elle s'est
choisies pour l'accomplissement de son œuvre
critique. On y arrive par les méthodes dites naturelles, au moyen desquelles l'art prépare, facilite
et fortifie les efforts qu'emploie la Nature pour la
guérison.

Ces méthodes ont composé la pratique d'un très-
grand nombre de Médecins. Hippocrate et la plu-

part des Anciens, Sydenham, Stahl, Bordeu, et
les plus sages parmi les Modernes, en ont fait
l'emploi le plus étendu, et quelquefois même ils
se sont bornés à elles seules, « ce qui a rendu
leur pratique timide et rétrécie », dit Bérard (1).
Barthez restreint sagement leur domaine aux cas
où la Nature a une tendance manifeste à affecter
une marche réglée et salutaire (2).

Mais, ces efforts efficaces de la Nature n'étant
pas constants, l'expérience et l'observation ont
établi et la science a réglementé d'autres plans de
traitement, dits analytiques et empiriques, d'après
lesquels l'art ne se contente plus de faciliter les
mouvements de la Force Médicatrice, mais cherche
à détruire les états morbides auxquels on les oppose
directement, soit en décomposant la maladie dans
les affections élémentaires dont elle est le produit,
soit en la troublant vaguement dans sa marche, ou
en administrant des spécifiques que l'expérience a
fait connaître.

Sans entrer dans le détail de différents faits cli-
niques, nous devons reconnaître la légitimité de
cette intervention de l'art à l'égard d'un grand
nombre de maladies internes : elle devient surtout
moins douteuse après ce que nous avons dit des
maladies chroniques. C'est dans cette classe de

(1) F. Bérard, *loc. cit.*, p. 119.
(2) *Voy.* Traité des malad. goutt.

maladies que les efforts de la Nature Médicatrice
deviennent moins salutaires et plus faibles, soit à
cause de l'habitude pathologique acquise par l'économie, soit à cause des modifications intimes de
la plupart des liquides ou des désorganisations
variées et des lésions sans nombre qui se sont opé-
rées avec le temps dans les principaux organes.
Cependant, il faut le reconnaître, dans un grand
nombre de cas semblables, où aucune place ne
semble faite à la Thérapeutique, où l'art le plus
puissant et la Force Médicatrice peuvent si peu de
chose pour le salut du malade, c'est encore sur la
Nature qu'il vaut mieux compter ; car, ainsi que le
dit avec tant de raison M. le professeur Jaumes,
« la maladie la plus incurable est guérissable, lorsqu'une bonne disposition vitale, bien secondée
par les influences extérieures, donne à la Force
Médicatrice une puissance inaccoutumée (1). »

(1) Jaumes, Des malad. réput. incur., p. 11. 1848.

CHAPITRE CINQUIÈME.

—

LOIS GÉNÉRALES DE LA FACULTÉ VITALE MÉDICATRICE. —
CONCLUSIONS.

I. Le nombre et la variété des phénomènes que
nous avons énumérés dans le cours de ce Travail,
mais plus encore la régularité avec laquelle ils se
produisent et la marche qu'ils affectent, révèlent à
la pensée l'existence d'une faculté particulière de
la Force Vitale, appelée Médicatrice, et de lois qui
guident et gouvernent l'action de cette Force dans
la guérison spontanée des maladies.

Ces lois, dont l'observation n'avait échappé,
comme nous l'avons prouvé en commençant, ni à
l'esprit de l'Antiquité, ni à l'attention des Médecins
instruits attachés à la méthode naturelle et sûre
d'Hippocrate; ces lois, disons-nous, n'ont cependant été formulées dans aucun des ouvrages où l'on
a traité le sujet qui nous occupe. M. Pidoux seul,
dans sa Thèse inaugurale, dont nous avons eu déjà
occasion de parler, et sur laquelle nous reviendrons
en quelques mots pour justifier la nouvelle opinion
que nous émettons plus loin, a énoncé les principales lois de la Force Médicatrice.

Mais ce savant Médecin ne fait aucune mention

de la *Résistance Vitale*, qui est un mode d'action de la faculté conservatrice de la Force Vitale; il ne dit rien non plus de ce qui concerne la conduite médicatrice de cette Force dans les maladies affectives, soit aiguës, soit chroniques. M. Pidoux, après avoir comparé les fonctions générales de l'économie, et surtout la nutrition à l'état normal, avec ce qu'il appelle la vie spéciale et qui comprend l'ensemble des phénomènes dépendant du genre nerveux, trouve ces derniers moins utiles à la curation des maladies, et s'exprime ainsi dans sa première loi pathologique : « Une cause morbide étant donnée, la réaction organique par elle provoquée sera d'autant plus légitime, salutaire, régulière, calculable, critique, exigera d'autant moins l'intervention de la thérapeutique, qu'elle s'accomplira par des actes plus généraux et plus rudimentaires. » Les autres lois qui suivent ne sont que des rédactions différentes et des corollaires de celle qu'on vient de lire.

Or, il est évident que celle-là ne comprend qu'un genre de maladies, les *réactives,* qui se guérissent, en effet, spontanément par la réaction même qui, lorsqu'elle est régulière et par conséquent médicatrice, se rapproche et ne se distingue point des actes généraux et rudimentaires de l'économie vivante.

Mais en est-il de même des maladies *affectives,*

et peut-on raisonnablement attendre leur solution de la réaction seulement ou de la fièvre, acte rudimentaire qui ne fait que préparer le travail salutaire de la Force Médicatrice, et que quelques Pathologistes ont considérée comme pouvant dépendre de l'action nuisible de la cause morbide même? En effet, dans les maladies affectives, le travail de coction ne commence que lorsque la fièvre a cessé ou sensiblement diminué. Ces raisons et toutes celles que nous avons eu occasion d'émettre, et sur lesquelles nous ne reviendrons pas afin d'éviter des redites fatigantes, étant suffisantes pour modifier ce qui a été formulé des lois de la Force Médicatrice, nous avons réfléchi sur ce sujet, et maintenant nous nous permettons de formuler les lois suivantes, qui résultent nécessairement, comme conséquences, des propositions capitales que nous avons énoncées.

Nous n'avons pas la prétention de déterminer irrévocablement les voies dans lesquelles se meut la Force Vitale pour la guérison des maladies, et d'épuiser ainsi toute discussion à ce sujet. Non, le petit nombre de travaux entrepris dans ce but n'a pas diminué l'intérêt qui s'attachera long-temps encore à la solution définitive de ce problème médical. Toutefois, si nous n'avons pas trop bien auguré de nos efforts, ils n'auront pas été sans utilité pour dissiper quelques nuages qui obscur-

cissaient le principe immuable de la Force Médicatrice.

Voici les principales lois qui, suivant nous,
réglémentent cette Force :

PREMIÈRE LOI. A l'état physiologique, la Force
Vitale protège incessamment l'économie vivante
contre l'action des causes qui tendent à détruire
l'harmonie des fonctions et à produire la maladie :
elle prend alors le nom de *Résistance Vitale*.

DEUXIÈME LOI. La Force Vitale Médicatrice
guérit les maladies chirurgicales constituées par
une solution de continuité de l'agrégat matériel,
en dirigeant la fonction assimilatrice dans ce but
réparateur : opérant ainsi de la même façon que
dans la nutrition normale, c'est-à-dire par un
dépôt de molécules organisées.

TROISIÈME LOI. Les maladies chirurgicales résultant d'un vice nutritif, d'une exagération anormale
dans la fonction assimilatrice locale, et produisant
des tumeurs en général et toutes les aberrations
hypertrophiques simples qui ne dépendent pas
d'une affection interne, guérissent spontanément
au moyen de l'*absorption* dirigée par la Force
Vitale Médicatrice.

QUATRIÈME LOI. Toutes les maladies chirurgicales

10

qu'on ne peut spécialement ranger dans l'une ou
l'autre des deux catégories précédentes et formées
en général d'une solution de continuité·avec complication, rétention d'un élément vivant ou inor-
ganique remplissant le rôle de corps étranger,
guérissent spontanément sous l'action réunie de
l'*assimilation plastique* et de l'*absorption.*

Cinquième Loi. Les maladies qui résultent d'un
effort simple, mais souvent énergique de la Force
Vitale contre une cause provocatrice quelconque,
et nommées à cause de cela *réactives,* se dissipent
spontauément par cette réaction même, quand
elle est franche, régulière, normale.

Sixième Loi. Les maladies aiguës dépendant
d'une affection interne (maladies *affectives*), disparaissent spontanément par un travail particulier
intime et caché : élaboration de la Force Vitale
Médicatrice contre le principe morbide, et connue
sous le nom de *coction.* Le produit qui en résulte
est expulsé hors de l'économie à des jours marqués,
au moyen d'évacuations nommées *crises.*

Septième Loi. Les maladies chroniques, toujours de l'ordre des *affectives,* sont régies comme
elles par la loi qui précède. Néanmoins, les révolutions naturelles, plus lentes dans ces maladies,
nécessitent de la part de la Force Vitale Médicatrice

des phénomènes particuliers pour arriver à leur solution spontanée. Tels sont : 1° le développement d'une affection contraire à celle dont la maladie chronique est formée, et qui tend à la combattre par son opposition; 2° la succession d'autres maladies qui font disparaître les affections chroniques précédentes en les remplaçant.

II. Mais, quels que soient le mode d'action de la Puissance Médicatrice et les caractères qu'elle affecte pour s'opposer à la production des maladies ou pour les guérir, on ne peut la considérer autrement qu'une faculté de la Force Vitale qui anime et vivifie toute l'économie humaine.

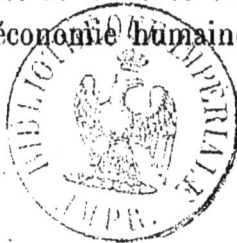

FIN.

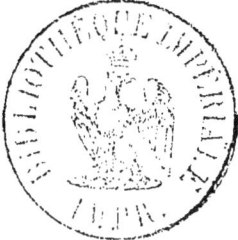

TABLE.

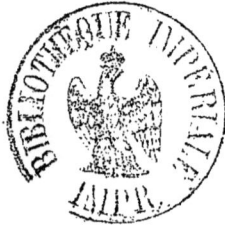

www.ingramcontent.com/pod-product-compliance
Lightning Source LLC
Chambersburg PA
CBHW062002200326
41519CB00017B/4641